福建省临床重点专科建设项目资助

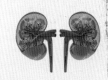

糖尿病肾病
名医答疑

TANGNIAOBING SHENBING MINGYI DAYI

主　　编：庄永泽

副 主 编：万建新　洪富源　魏立新　余　毅　关天俊
　　　　　王玉新

主编助理：张　勇

编　　委：（按姓氏笔画排序）

　　　　　王菊英　卢林琪　江德文　杨　枫　连学坚

　　　　　吴　竞　吴　强　沈世忠　张燕林　陈友明

　　　　　林丹华　林忆阳　林冲云　林威远　郭　晖

　　　　　梁　萌　潘　淼

组织编写：福建省医学会

海峡出版发行集团　福建科学技术出版社
THE STRAITS PUBLISHING & DISTRIBUTING GROUP　FUJIAN SCIENCE & TECHNOLOGY PUBLISHING HOUSE

图书在版编目 (CIP) 数据

糖尿病肾病名医答疑 / 庄永泽主编 . —福州：福建
科学技术出版社，2020.11
ISBN 978-7-5335-6254-0

Ⅰ.①糖… Ⅱ.①庄… Ⅲ.①糖尿病肾病 – 诊疗 – 问
题解答 Ⅳ.① R692-44

中国版本图书馆 CIP 数据核字（2020）第 194140 号

书　　名	糖尿病肾病名医答疑
主　　编	庄永泽
出版发行	福建科学技术出版社
社　　址	福州市东水路76号（邮编350001）
网　　址	www.fjstp.com
经　　销	福建新华发行（集团）有限责任公司
印　　刷	福建省地质印刷厂
开　　本	700毫米×1000毫米　1/16
印　　张	14.5
图　　文	224码
版　　次	2020年11月第1版
印　　次	2020年11月第1次印刷
书　　号	ISBN 978-7-5335-6254-0
定　　价	36.00元

书中如有印装质量问题，可直接向本社调换

序

　　糖尿病是个重要的世界公共卫生问题，糖尿病肾病（DKD）是糖尿病常见的慢性并发症之一，为当今全球引起终末期肾病（ESRD）的首要原因，致残致死率高。随着糖尿病人数的增加，DKD 的患病率也呈现逐年增长的趋势，在亚太地区尤为突出。在我国，DKD 为慢性肾脏病（CKD）住院病人最常见的病因。《中国肾脏疾病年度科学报告》指出，未来 10～20 年中国将会迎来 DKD 导致 ESRD 的高峰，给我国的医疗卫生体系带来沉重负担。中国肾脏病学的学科建设应向 DKD 倾斜，建议以政府为主导、以政策为杠杆，结合分级诊疗制度，依托专业协会，在全国范围内开展 DKD 早期防治工作，才能降低因 DKD 导致 ESRD 风险。

　　近几年，我国 DKD 的防治取得很大的进展，但仍然存在众多短板，如 DKD 早期筛查体系缺乏、三级防治体系有待完善、DKD 的 CVD 事件及死亡风险较高、DKD 的基础研究较为薄弱、新型降糖药物 RCT 研究中我国数据不多等。更为迫切的是 DKD 防治的科学知识与指南的普及远远不够，难以与 DKD 防治需求相匹配。福建省医学会肾脏病学分会的专家们针对 DKD 诊治过程中常见的问题，以答疑的形式编写了《糖尿病肾病名医答疑》一书，旨在为初级专科医师、全科医师、病友及家属提供有关此病的科学知识，这有助于规范 DKD 临床诊治及提高 DKD 的防治水平。

　　近年来，我见证了福建省肾脏病事业的显著进步，专业队伍不断壮大、人才辈出、团结协作、拼搏进取、和谐发展，令人欣慰。在庄永泽主编带领下，他们利用工作之余，编写出版了本书，我得以先睹为快。该书内容丰富、涉及范围广、通俗易懂、图文并茂、兼有科普和专业知识，必将成为年轻医师和病友喜欢阅读的一本参考书。此书是继《肾病综合征名医答疑》之后福建省肾脏病学专家的又一力作，有益于广大 DKD 病友。本人乐为做序，并推荐给大家。

梅长林

中国医师协会肾脏内科医师分会副会长

前　言

　　糖尿病是一种慢性代谢性疾病，在全球 20 ～ 79 岁成年人中约有 4.63 亿患者，其发病率高达 9.1%，其中我国大陆地区糖尿病患病率达到 11.6%，糖尿病患病人数高达 1.16 亿，是全球糖尿病患者最多的国家，我国糖尿病前期的患病率更是高达 50.1%。所有类型糖尿病都可能导致慢性肾脏病（CKD），最终发展为肾衰竭。在我国，糖尿病已经取代慢性肾小球肾炎，成为 CKD 住院的首要病因，在发达国家和地区糖尿病肾病（diabetic kidney disease, DKD）早已是终末期肾病（end-stage renal disease, ESRD）的首要原因。糖尿病带来的危害是系统性的，如糖尿病视网膜病变是成年人失明的主要原因之一，糖尿病病人心脑血管意外的发生率较健康人群增加 2~4 倍，糖尿病周围神经病变则是非外伤性远端肢体截肢的主要原因。我国 ESRD 血液透析患者中 DKD 占第 2 位，因此 DKD 是一个世界性的公共卫生问题，带来了巨大的经济和社会负担。

　　鉴于以上原因，糖尿病病人需从饮食、运动和必要的药物治疗等方面采取综合措施，以控制血糖，维持正常的血糖水平，减少 DKD 的发生。如何做到 DKD 的防治一体化、规范管理、提高疗效及改善病人预后就显得尤为重要。

　　DKD 属于可防可治的疾病，但其防治存在许多问题：糖尿病患者血糖、血压控制的达标率不高；DKD 早期筛查不到位，一发现就往往属于中晚期，错过最佳治疗时机；病人的依从性差，自我管理水平较低；DKD 心血管并发症死亡率及全因死亡率较高；尽管中国 DKD 防治指南在不断更新，但医务人员和病人相关知识的普及率仍不高；病人常常偏信秘方、偏方，从而陷入认识的误区等。

　　编写一本有关 DKD 防治的书籍，以普及和提高 DKD 防治水平，是一件有非常有意义的事，故笔者特邀请福建省医学会肾脏病学分会的专家们共同编写了本书。本书以问答的形式，简洁明了地解答临床常见的各类问题，共 21 个方面，近 350 个问题。本书具有以下特点。

1. 内容全面详实。本书既介绍了糖尿病的基本概念、DKD 的流行病学、危险因素、临床表现、病理改变、诊断、治疗、中西医结合治疗等，又简述了肾穿刺活检在 DKD 诊治中作用、DKD 高血压、妊娠、营养、感染及并发症等，介绍 DKD 靶器官评估、相关指南、血压与血糖控制的目标，强调了生活方式改变、饮食治疗、药物治疗、透析方式选择、肾移植及护理与随访等方面的细节。

2. 视角独特。本书以科学知识为基础，从科普的角度出发，以专家答疑的形式进行编写，做到专业知识与科普相融合，在相关专业书籍中较为少见。

3. 实用性强。本书图文并茂，通俗易懂，病人及其家属通过阅读此书，可以全面了解 DKD 相关知识，以便更好地配合医师诊疗，同时也可避免陷入诊治的误区。内科医师、初级专科医师和全科医师通过此书可较快掌握防治 DKD 的科学知识，提高 DKD 的诊治水平。

笔者有幸邀请我国著名肾脏病学家梅长林教授为本书作序，为本书增添了光辉，在此表示衷心的感谢！同时也向参与本书编写的 24 位同仁表示诚挚的谢意！

本书完稿后虽经多次审稿，但由于时间及水平有限，不妥之处，恳请广大读者不吝指正。

庞永涯

福建省医学会肾脏病学分会主任委员

2020 年 9 月 16 日

目　录

 一、 糖尿病的基本知识

二、 糖尿病肾病的流行病学

三、 糖尿病肾病的临床表现

四、 糖尿病肾病的诊断

五、 糖尿病肾病与肾活检

六、 糖尿病肾病与并发症

七、 糖尿病肾病进展的影响因素

八、

糖尿病肾病与感染

九、 糖尿病肾病与妊娠

十、 糖尿病肾病与生活方式

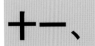

糖尿病肾病的饮食治疗

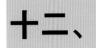

糖尿病肾病与营养治疗

十三、 糖尿病肾病的药物治疗

十四、 糖尿病肾病与血糖管理

十五、 糖尿病肾病与血压管理

十六、 糖尿病肾病与中医治疗

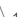

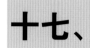

糖尿病肾病与器官损害的评估

十八、 糖尿病肾病与随访管理

十九、 糖尿病肾病与透析

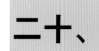

糖尿病肾病与肾移植

二十一、糖尿病肾病与护理

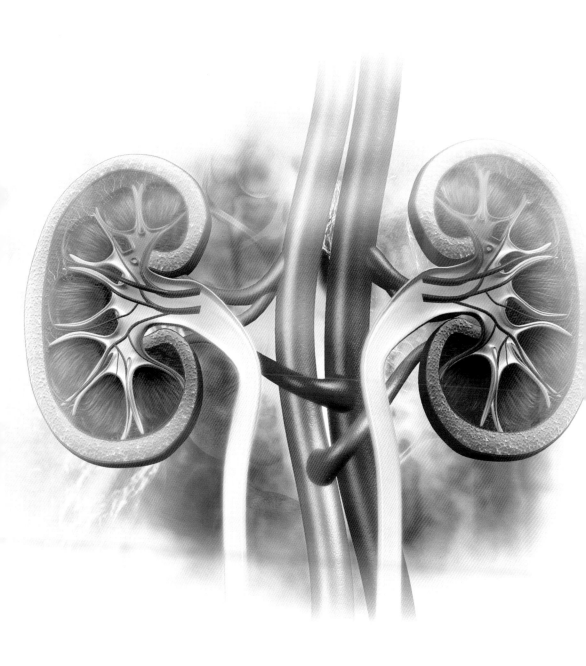

一、糖尿病的基本知识

1. 什么是糖尿病

糖尿病是指以血浆葡萄糖水平升高为特征的代谢性疾病，多由于胰岛素缺乏和（或）胰岛素作用障碍引起。简而言之，糖尿病其实就是"高血糖症"。

那为什么不叫"高血糖症"，而叫"糖尿病"呢？这与糖尿病的诊疗历史有关。1674 年，英国医生托马斯·威力斯（Thomas Willis）首次在文献中提出：糖尿病病人的尿是甜味的。1776 年，英国医生马修·多布森（Matthew Dobson）通过蒸发病人的尿液，得到了红糖样的物质，并证明是糖。

因此，将此病命名为"diabetes mellitus"。Diabetes 是指"尿病"，mellitus 为拉丁文及希腊字根"蜜"，合称糖尿病。

2. 糖尿病与哪个脏器关系最密切

糖尿病是由于胰岛素分泌缺乏或胰岛素作用障碍引起。那么，胰岛素是由人体哪个脏器分泌的呢？顾名思义，胰岛素就是由人体的胰岛所分泌的一种激素。因此糖尿病的发生与胰岛关系最为密切。

那么，胰岛在哪儿呢？它有什么功能呢？

（林忆阳）

胰岛细胞以团状细胞群的形式，散落在胰腺组织中，宛如大海中的岛屿，故称"胰岛"。人体的胰腺组织中有170万～200万个胰岛，它们的总重量仅占胰腺重量的1%~2%，分布在胰腺的各部。

胰岛内有很多种细胞，大致可分为 α 细胞、β 细胞和 δ 细胞。β 细胞数量最多，占全部胰岛细胞的75%~80%，主要分泌胰岛素。胰岛素最主要的功能就是调节血糖代谢，保证机体的血糖处于稳定状态。

3. 正常人血糖是如何调控的

正常人无论是饥饿还是饱餐后，都能将血糖维持在相对恒定的范围内，这得益于人体对血糖强大的调控能力，其中胰岛素是调控血糖最重要的激素。

血糖升高时，胰岛素分泌随之增加，促进血中的葡萄糖合成肝糖原与肌糖原；促进葡萄糖转变成脂肪储存于脂肪组织中；还促进葡萄糖氧化和分解，使血糖量得以下降。

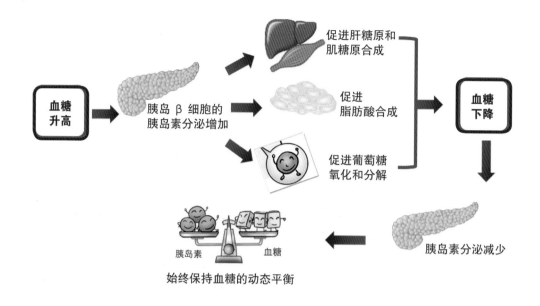

胰岛素与血糖调节图

4. 血糖正常值是多少？什么时间检测最准确

正常人空腹血糖一般在 3.9~6.1mmol/L，餐后血糖 <7.8mmol/L。

任意时间的血糖都有意义，并不存在"最准确的血糖检测时间点"，因为没有哪个时间点的血糖值能反映全天血糖波动的具体情况。动态血糖监测与扫描式葡萄糖监测，能够最准确地了解血糖波动情况。自我血糖监测，每日 7~8 次，能够较为准确地估计 2 型糖尿病病人的血糖情况。

5. 糖尿病的诊断标准

目前国际通用的糖尿病诊断标准是 WHO（1999 年）标准。

只要符合以下三条标准中的任意一条，即可诊断糖尿病：①典型糖尿病症状（烦渴多饮、多尿、多食、不明原因的体重下降）加上随机血糖 ≥ 11.1mmol/L。②空腹血糖 ≥ 7.0mmol/L。③ 75g 葡萄糖负荷后 2 小时血糖 ≥ 11.1mmol/L。

注：空腹是指至少 8 小时没有进食热量；血糖是指静脉血葡萄糖，而不是用血糖仪测的指尖血糖。

6. 糖尿病会遗传吗

（1）糖尿病是遗传性疾病，但并不意味着一定发病，只是说明父母如果有糖尿病，子女患糖尿病的概率比普通人要高。

（2）糖尿病的遗传度约为41%，属于中度遗传。母亲患糖尿病的遗传效应比父亲高。

（3）同卵双胞胎，如果一方有糖尿病，另一方有90%的概率患糖尿病；父母如果都患糖尿病，子女患糖尿病的风险增加4倍。

（4）糖尿病的发生既与先天遗传有关，也与后天的生活方式密切相关。即使有糖尿病家族史，通过控制饮食、积极锻炼，仍然可以预防80%的糖尿病发生。

7. 哪些人容易得糖尿病

在成年人中，具有下列任何情况之一，属于糖尿病的高危人群，应尽早到医院检查：①有糖尿病前期史。②超重或肥胖 [BMI（体重指数）≥ 24kg/m²] 和（或）中心性肥胖（男性腰围 ≥ 90cm，女性腰围 ≥ 85cm）。③年龄 ≥ 40岁。④久坐生活方式。⑤一级亲属中有2型糖尿病。⑥有巨大儿（出生体重 ≥ 4kg）生产史、妊娠糖尿病史的妇女。⑦高血压（血压 ≥ 140/90mmHg），或正在接受降压治疗。⑧血脂异常 [高密度脂蛋白胆固醇 ≤ 0.91mmol/L 和（或）三酰甘油 ≥ 2.22mmol/L]，或正在接受调脂治疗。⑨动脉粥样硬化性心血管疾病病人。⑩有一过性类固醇糖尿病史者。

在上述各项中，糖尿病前期人群及中心型肥胖是2型糖尿病最重要的高危人群，糖尿病前期人群每年有6%~10%进展为2型糖尿病。

8. 糖尿病的早期症状是什么

糖尿病早期往往没有明显症状,部分病人是在体检或出现并发症时才被确诊。当出现下列征象时,需要提高警惕,尽早到医院检查:①肥胖,尤其是腹型肥胖。②尿频,伴口渴、多饮。③饥饿感增加,饭量增大,但体重下降。④容易疲劳,不能集中注意力。⑤视力减退。⑥皮肤瘙痒(女性出现外阴瘙痒)。

9. 糖尿病分几型

目前采用世界卫生组织 1999 年的分型体系,根据病因将糖尿病分为 4 种类型。最常见的是 2 型糖尿病,占糖尿病总人数的 90% 以上。

糖尿病的分型

采用 WHO(1999 年)的糖尿病病因学分型体系

	临床分型	特点
临床常见	1 型糖尿病	β 细胞数量显著减少或消失所致胰岛素分泌显著下降或缺失
	2 型糖尿病	胰岛素抵抗和(或)胰岛素 β 细胞功能缺陷所致胰岛素分泌减少
	妊娠糖尿病	在妊娠期间被诊断的糖尿病,不包括糖尿病合并妊娠
临床不常见	其他特殊类型糖尿病	病因学相对明确一些的高血糖状态,如胰岛 β 细胞功能 / 胰岛素作用的基因缺陷,胰腺外分泌病、内分泌病等。

10. 怎么预防糖尿病

糖尿病的预防可以用 8 个字来归纳:早期筛查,健康生活。

早期筛查:指针对高危人群进行糖尿病筛查,有助于早期发现糖代谢异常,从而早期积极预防,可显著提高预防效果。

健康生活:生活方式干预是最安全、最有效、最廉价的预防糖尿病的方法,能够使糖尿病的发生率下降 51%，糖尿病的发生时间延迟 4 年。健康生活方式的具体目标有以下 4 点：①使超重或肥胖者 BMI 达到或接近 24kg/m²，或体重至少下降 7%。②每日饮食总热量至少减少 1680~2090kJ（400~500kcal）。③饱和脂肪酸摄入占总脂肪酸摄入的 30% 以下。④中等强度体力活动至少保持在 150 分钟/周。

11. 糖尿病有哪些控制目标

糖尿病的控制目标可以用 5 个字来概括：糖、脂、动、压、重。

糖：控制血糖，具体目标值有 3 个。空腹血糖 4.4~7.0mmol/L，餐后血糖 <10.0mmol/L，糖化血红蛋白（HbA1c）<7.0%。

脂：控制血脂，最重要目标为低密度脂蛋白胆固醇（LDL-C）。未合并心血管疾病者，LDL-C <2.6mmol/L；合并心血管疾病者，LDL-C <1.8mmol/L。

动：每周至少 5 天，每日 30 分钟以上的中等强度运动。

压：控制血压，目标值 <130/80mmHg。

重：体重控制目标为 BMI<24.0kg/m²。

12. 糖尿病血糖要控制达标，必须做到哪几个方面

糖尿病的治疗，素有"五驾马车"之说。

这"五驾马车"是指糖尿病治疗的五个方面。只有这五个方面并驾齐驱，才能将血糖控制稳定达标。

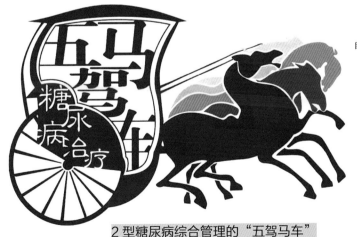

自我管理
均衡饮食
规律运动
合理监测
规范服药

2 型糖尿病综合管理的"五驾马车"

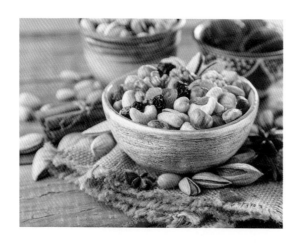

（1）糖尿病自我管理教育：糖尿病自我管理教育是所有糖友的必修课。通过教育，使糖友们充分认识糖尿病并掌握糖尿病的自我管理知识。

（2）均衡饮食：通过调整总能量的摄入，均衡分配各种营养素，既要保证营养充足，又减少饮食引起的血糖波动。

（3）规律运动：应在医师指导下进行运动，一般推荐每周至少150分钟（如每周运动5天，每次30分钟）中等强度有氧运动，并进行2~3次抗阻运动。

（4）合理监测：按照医师要求，定期监测血糖、HbA1c与其他相关检查。

（5）规范服药：药物治疗贵在坚持配合，没有最好的降糖药，只有最合适自己的降糖药。

13. 糖尿病是怎样发生的

长期过度摄入热量，引起内脏脂肪沉积，降低胰岛素敏感性，导致各器官对葡萄糖的氧化和利用障碍（也称胰岛素抵抗）；同时过多的脂肪沉积在胰岛，损害胰岛分泌胰岛素的功能。如此呈现高血糖与胰岛分泌不足的恶性循环，最终导致胰岛细胞功能严重缺陷，引发2型糖尿病。因此肥胖和超重是我们国家糖尿病患病率急剧攀升的主要原因。从正常糖代谢到发生糖尿病，需要10年以上的时间。积极控制体重、加强锻炼，可以有效阻止糖尿病的发生。

14. 怀疑糖尿病，应该做什么检查

当怀疑糖尿病时，应到医院检测血浆葡萄糖水平，如果空腹血糖≥7.0mmol/L或随机血糖≥11.1mmol/L则可诊断为糖尿病。如果空腹血糖高于正常值，但低于7.0mmol/L，则要做口服葡萄糖耐量试验来确诊。

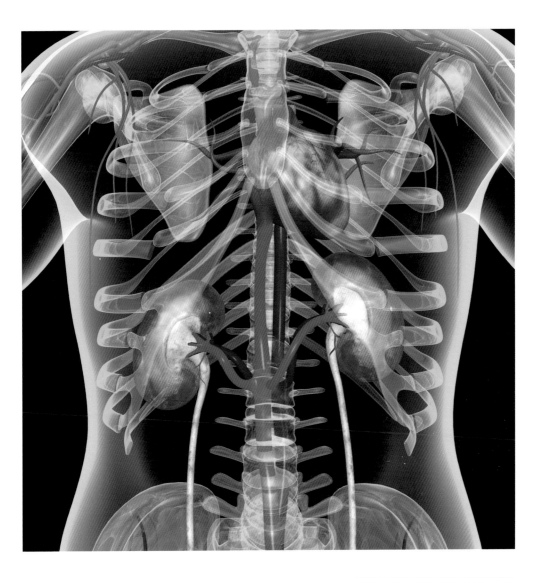

长期过度摄入热量，引起内脏脂肪沉积，降低胰岛素敏感性，导致胰岛素抵抗。

一般正常人进食后血糖都会暂时性升高，进食后 30 分种或 60 分种可升到最高峰，进食 2 小时后又会回到空腹水平，这就是人体对糖的耐受现象，而检测这种耐受能力的试验称为口服葡萄糖耐量试验，英文的缩写名称为 OGTT。OGTT 是诊断糖尿病的"金标准"。

15. 诊断糖尿病之后，还需要做哪些检查

初诊糖尿病之后，主要做两个方面的检查。

（1）糖脂代谢及糖尿病类型的检查：通过检查血生化、胰岛素 C 肽释放试验、HbA1c、糖尿病自身抗体等，明确糖尿病类型及主要病理生理学异常，以指导制订合适的降糖方案。

（2）糖尿病并发症筛查：包括大血管、肾脏、眼睛和神经检查。

大血管检查：颈部血管彩超、心脏彩超、双下肢动脉彩超。

肾脏检查：估算的肾小球滤过率（MDRD 或 CKD-EPI 法计算）、尿微量白蛋白 / 肌酐的值。

眼睛检查：眼底照相，必要时行眼底荧光照影。

神经检查：足底压力觉、温度觉检查；周围神经传导速度检查等。

16. 怎样评估糖尿病的严重程度

糖尿病的严重程度主要从两个方面评估。

（1）血糖控制程度。

控制达标：HbA1c ≤ 7.0%，空腹血糖 ≤ 7.0mmol/L。

控制欠佳：7.0%<HbA1c ≤ 8.5%，7.0mmol/L ≤空腹血糖 ≤ 10.0mmol/L。

控制较差：HbA1c>8.5%，空腹血糖 >10mmol/L。

（2）并发症发展程度。

轻度：合并较少慢性疾病或并发症。

中度：多种并存的慢性并发症（如肾脏损害、眼底病变），对日常活动造成一定影响。

严重：严重或已经到达终末期的并发症（如充血性心衰、需要透析的慢性肾病、视网膜脱离），严重影响日常生活。

另注：糖尿病的严重程度与用药多少无关。

即使每日注射 4 次胰岛素，但只要血糖控制理想，无显著并发症，可判断为病情较轻。而有些病人不配合治疗，导致血糖控制差，出现严重并发症，即使他们平时只服用很少的降糖药，仍然判断为病情严重。

17. 糖尿病常见的并发症有哪些

高血糖会对身体造成损害，使各种器官和组织功能衰竭。糖尿病常见的并发症如下。

（1）急性并发症：糖尿病酮症酸中毒、高血糖高渗状态、低血糖。

（2）慢性并发症：糖尿病肾病、糖尿病视网膜病变、糖尿病神经病变、糖尿病下肢血管病变、糖尿病足。糖尿病肾病可以造成肾衰竭，而需要透析或肾移植；中国糖尿病病人因为慢性肾病死亡的风险是非糖尿病病人的13.1倍。

18. 糖尿病能根治吗

目前来讲，在全球范围内糖尿病都是不能根治的疾病。也就是说，糖尿病是一种终身性疾病。

但是大家不必因为"不能根治"而感到恐慌或者沮丧，因为糖尿病是可以控制的疾病。如果将血糖控制在理想水平，则糖尿病病人可以获得和正常健康人一样的生活质量与寿命。部分糖尿病病人病情较轻，可以不用服药，单纯通过饮食控制与科学运动，将血糖控制正常。但不能把这部分糖友当做"糖尿病根治"，而只能称之为"临床缓解"。因为饮食与运动控制都属于糖尿病的治疗范畴，一旦饮食不节制，放纵无度，势必导致血糖再度升高，甚至病情加重。

19. 糖尿病病人饮食应注意哪些事项

糖尿病的饮食控制，又称为"医学营养治疗"，是糖尿病病人最为基础、最为重要的治疗措施。其重要注意事项如下。

（1）个体化：即每位糖尿病病人都应该根据自己的年龄、体重、血糖波动情况、饮食喜好等具体情况，在医师（营养师）的指导下制订个体化的医学营养治疗方案。

切勿根据网络及其他媒体的饮食文章或者视频等生搬硬套，而应该因人而异，灵活调整。

（2）每日摄入适当的总热量：适当的能量摄入，就是指既能够达到理想体重，又能满足不同情况下的营养需求。

（3）日常饮食中营养物质的比例适当：糖友们一定要注意营养均衡，任何一种食物都不可能囊括人体需要的所有营养物质。

不要一味地多吃所谓的"健康食品""绿色食品""降糖食品"而导致体内营养失衡。

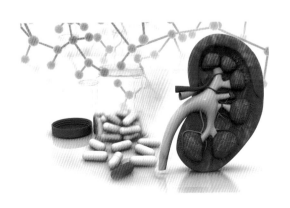

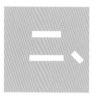

糖尿病肾病的流行病学

1. 糖尿病肾病的概念变迁

糖尿病肾病*（diabetic nephropathy, DN）是指由糖尿病引起的一种继发性肾小球疾病，2007年美国肾脏病基金会（NKF）制定了肾脏病生存质量指导指南，简称NKF/KDOQI。该指南建议用糖尿病肾脏疾病（diabetic kidney disease, DKD）取代DN。2014年美国糖尿病协会（ADA）与美国肾脏病基金会（NKF）达成共识，认为DKD（daibetic kidney disease）是指糖尿病引起的慢性肾脏病，即肾小球滤过率（GFR）<60ml/(min·1.73m²)，或尿白蛋白/肌酐比值（ACR）>30mg/g持续超过3个月，以替代DN。糖尿病性肾小球肾病（diabetic glomerulopathy, DG）专指经肾脏活检证实的由糖尿病引起的肾小球病变。

2. 糖尿病肾病的发病率有多高

糖尿病肾病是糖尿病最主要的微血管并发症之一，是目前引起终末期肾病的首要原因。我国糖尿病肾病的患病率呈快速增长趋势，2009~2012

---

* 糖尿病肾病的英文缩写已被取代为"DKD"，但作为疾病的诊断时仍使用"DN"或"DKD"。

（郭晖，庄永泽）

年我国 2 型糖尿病病人的糖尿病肾病患病率在社区病人中为
30%~50%，在住院病人中为 40% 左右。1 型糖尿病病人中 40%
在 10~15 年后将发生糖尿病肾病，2 型糖尿病病人中 15%~30%
在 5~10 年后将发生糖尿病肾病。

3. 全球及我国分别有多少糖尿病肾病病人

如果以 2013 年研究中我国有 1.139 亿糖尿病病人来算，我
国有 20% ~ 40% 糖尿病病人合并糖尿病肾病，可估算出我国有
2430 万的糖尿病相关慢性肾病病人。2015 年，全世界糖尿病患
病总人数为 4.15 亿，中国约有 1.18 亿人。其中有 30%~40% 的
糖尿病病人发展至糖尿病肾病。在美国，30%~50% 的终末期肾
病（ESRD）由糖尿病肾病引起。2017 年全球约 4.25 亿成人患
糖尿病，平均每 11 个人中就有 1 位患糖尿病。其中，中国糖尿
病病人人数达 1.14 亿人。如果按 30% 比例估算，全球糖尿病肾
病患者有 1.2 亿人，我国糖尿病肾病患者有约 3400 万人。

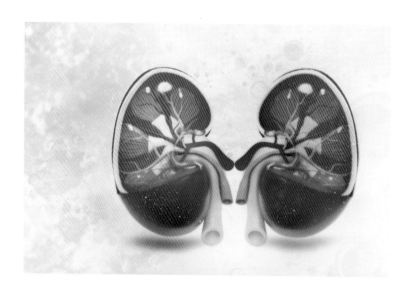

4. 糖尿病肾病的诱发因素是什么

糖尿病病人出现糖尿病肾病的主要原因是血糖控制不佳，长期的高血糖损害微血管，从而影响肾脏功能，最终出现病变。

除了高血糖，还会有其他因素。如：血脂紊乱可损伤肾小球，加重蛋白尿；高血压时，肾脏血管阻力升高，肾脏血流量下降，造成肾小球内高压；肾小球高压的存在又会促进肾小球硬化，引起蛋白尿。还有遗传背景因素，研究资料显示：糖尿病肾病的发病有一定的家族聚集性。肥胖也是导致糖尿病病人发生糖尿病肾病的重要诱发因素。

5. 终末期肾病中糖尿病占多少

糖尿病肾病已成为终末期肾病（ESRD）的首要原因，美国和欧洲占 25%~42%，我国占 8% 左右，部分经济发达地区增长到 15%。在国外，糖尿病肾病已占 ESRD 的 40% 左右，美国为 42.8%、德国为 36.1%、瑞典为 25%、澳大利亚为 22%。我国糖尿病肾病在终末期肾病中占 16.4%。

6. 糖尿病肾病在我国的发展趋势有何特点

糖尿病肾病在我国逐渐增多，有以下发展趋势：①发病率逐年增高。中国2型糖尿病病人中肾病患病率为30%~50%，其中合并蛋白尿的病人比例为34.2%，近年来糖尿病肾脏疾病（DKD）发病率有逐年增高的趋势。②难以控制。DKD是糖尿病难以控制的并发症，近30年来对DKD患病风险的改善不如其他并发症。③危害巨大。糖尿病是ESRD的首要致病因素，蛋白尿和GFR下降的病人10年累计死亡率高达47%。

7. 在住院病人中糖尿病肾病病人占多大比例

在中国，糖尿病肾病已取代肾小球肾炎，占据了慢性肾脏病（CKD）住院病人的主要部分。研究证实，目前中国CKD病人中，DKD比肾小球肾炎相关的慢性肾病更为常见，21.3%的糖尿病病人合并CKD，这与数十年间糖尿病患病率的增加相关。2015年，DKD和肾小球肾炎CKD病人住院人数百分比分别为1.1%和0.8%。

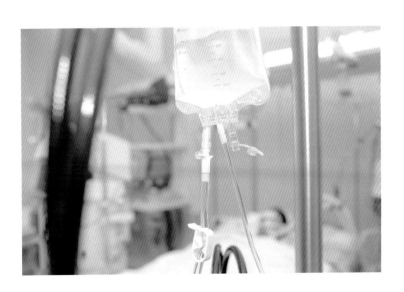

8. 在透析病人中糖尿病肾病病人占多大比例

2010 年底我国有在透病人 22 万余人，病因构成为原发性肾小球疾病占 57.4%，糖尿病肾病占 16.4%，高血压肾病占 10.5%。2016 年全国腹膜透析病例信息登记系统登记的腹膜透析在透病例 74318 例，其中原发性肾小球疾病占 50.0%，DKD 占 16.2%。2018 年我国大陆血透病人约 70 万，新增病人糖尿病肾病比例占 25% 以上。DKD 正在逐渐成为 ESRD 透析治疗的主要原因。

9. 糖尿病肾病占肾活检及继发性肾小球疾病中的比例有多大

在南京大学一项回顾性研究中，糖尿病肾病占肾活检中的比例为 5.56%。糖尿病肾病在继发性肾小球疾病中比例 2003~2014 年由 13.00% 增长到 23.95%，总体的比例为 20.76%。

在宁波市一项近 10 年（2008~2017 年）的回顾性研究中，糖尿病肾病在肾活检中的比例占 2.3%，糖尿病肾病在继发性肾小球疾病中比例是 16.4%，后 5 年比前 5 年比例呈上升趋势。

10. 糖尿病肾病与性别及年龄有关吗

随着年龄增长，老龄化过程使肾脏出现一些非特异性的病理改变，包括不同程度的血管病变、系膜细胞和内皮细胞增多及相关的足细胞耗竭，与胶原纤维堆积相关的间质纤维化和球性硬化。老化的肾脏也可出现系膜基质增多、基底膜增厚等与糖尿病肾病（DKD）相似的病理表现，这些病变可因糖尿病的存在而加速进展，使因糖尿病而减低的肾脏自我修复能力进一步受损。

性别对 DKD 发生的影响目前不明确，一些研究提示女性糖尿病病人与男性相比，发生 CKD 风险增加。

一项前瞻性研究发现，不论年龄，女性与男性相比，发生严重 CKD、血脂异常、肥胖等的风险更高。大于 60 岁女性与同龄男性相比，发生严重 CKD、高血压、血脂异常、肥胖等风险更大；小于 60 岁的，女性与男性发生上述疾病的风险相似。

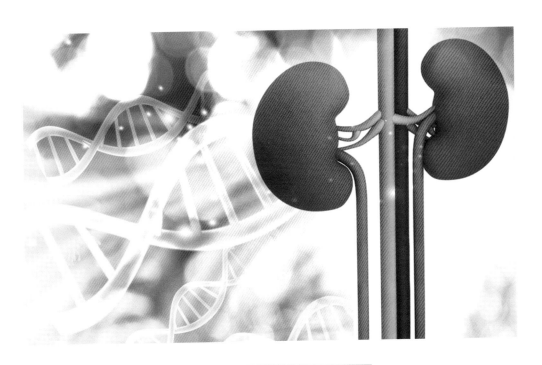

11. 糖尿病肾病的危险因素有哪些

糖尿病肾脏疾病（DKD）的发生风险与遗传易感性、病人年龄、血压、血糖控制情况、肥胖、吸烟、高蛋白饮食及急性肾损伤 8 项因素有关。其中，除了"遗传易感性"和"年龄"这两项因素不能进行人为干预以外，血压、血糖、肥胖、吸烟、高蛋白饮食及急性肾损伤 6 项都可以进行干预。

在此 8 项危险因素中，家族遗传易感性造成 DKD 的风险非常明确。一项来自美国的相关研究表明，2 型糖尿病病人如果父母都没有蛋白尿，下一代发生蛋白尿的概率为 14%；如果父母有一方有蛋白尿，下一代发生蛋白尿的概率为 23%；如果父母双方都有蛋白尿，下一代发生蛋白尿的概率为 46%。

另外有研究显示，随着其他危险因素数量的增加（如高血压、高血脂、高血糖），多种糖尿病相关并发症（如心血管疾病、脑血管疾病、周围血管疾病、糖尿病肾病、视网膜病变等）的发生风险相应增加，因此危险因素的控制对于糖尿病病人的健康意义重大。

12. 我国糖尿病肾病的发生率为何越来越高

（1）我国每年的糖尿病患者人数在剧增。虽然人们生活水平在逐渐提高，但是由于生活压力大，缺乏运动、高脂高糖饮食等多种原因，使得糖尿病病人发病率越来越高，自然糖尿病肾病的发生率越来越高。

（2）糖尿病血糖达标率也较低，长期血糖、血压及危险因素的管理达标率都不高。

（3）糖尿病肾病起病隐匿，早期难发现。我国糖尿病肾病呈现"知晓率低"和"有效治疗率低"两个特点。很多病人不知道自己有糖尿病，即使知道自己有糖尿病，由于没有规范的早期筛查和早期诊断，不知道自己已经患上糖尿病肾病，所以也失去糖尿病肾病微量白蛋白尿逆转的机会。

（4）肥胖及超重越来越多见，已成为糖尿病肾病的独立危险因素。研究证明，腹型肥胖具有明显的多种代谢异常，是发生糖尿病、高血压、高血脂等疾病的危险因素。导致代谢综合征的各项因素均可引起和加重肾脏损害。但苹果型肥胖（称腹型肥胖或中心性肥胖）与糖尿病肾病的发病和发展有密切联系。我国成人 25% 以上超重或肥胖，且还在逐渐增加，导致胰岛素抵抗、糖尿病，从而糖尿病肾病发生率也在增加。

13. 糖耐量减退发生微量白蛋白尿的概率有多少

原解放军总医院内分泌科的一项研究结果显示，在糖耐量减低合并空腹血糖调节受损组微量白蛋白尿的发生率为 13.1%，单纯的糖耐量减低组为 11.7%，单纯空腹血糖调节受损组为 5.8%。此阶段的干预治疗可使部分病人微量白蛋白尿消失，恢复到正常白蛋白尿。

14. 新诊断的 2 型糖尿病病人微量白蛋白尿的发生率有多少

澳大利亚的研究表明，在新诊断的糖尿病病人中，微量白蛋白尿与大量白蛋白尿发生率分别为 10.6% 与 2.0%。原解放军总医院内分泌科的一项研究结果显示：微量白蛋白尿在新诊断的 2 型糖尿病组为 20.7%。上海市曾对约 20 万人进行 DKD 筛查，微量白蛋白尿病人在 50503 人中占 25.32%。

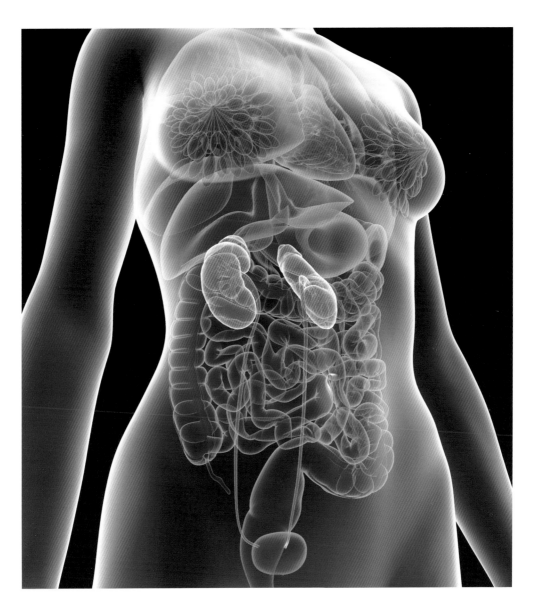

据不完全统计，糖耐量减低合并空腹血糖调节受损组微量白蛋白尿的发生率为13.1%，高于单纯糖耐量减组及空腹血糖受损组。

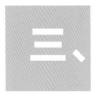

三、糖尿病肾病的临床表现

1. 糖尿病病人需要去肾内科诊疗吗

　　糖尿病肾病是糖尿病最严重的并发症之一，又是导致终末期肾病的主要原因之一。其发病率随着糖尿病的病程延长而增加。早期多无症状，血压可正常或偏高，以后出现间断性微量白蛋白尿，随着病程延长出现持续蛋白尿、水肿、高血压、肾小球滤过率降低，进而出现肾功能不全、尿毒症，是糖尿病主要的死亡原因之一。因此对于患 1 型糖尿病 10 年以上的病人，应注意排查糖尿病肾病；而对于 2 型糖尿病病人，因其症状较隐匿，一旦诊断糖尿病，应同时排查糖尿病肾病。故应到肾内科就诊，以便早期发现糖尿病肾病。有证据表明，肾脏病专科早期介入糖尿病肾病的诊治可延缓糖尿病肾病的进展。

2. 糖尿病肾病有哪些临床表现

　　美国专家 Mogensen 报道，根据糖尿病肾病的病程和病理生理演变过程，将糖尿病肾病分为 5 期：肾小球高滤过与肾脏肥大期、正常白蛋白尿期、持续微量白蛋白尿期、临床糖尿病肾病期、

（沈世忠，连学坚）

终末期（肾衰期）。早期糖尿病肾病没有任何症状，仅为少量的蛋白尿漏到尿液中（微量白蛋白尿），而正常人仅在高热、剧烈活动、妊娠或感染时，尿中才出现少量的蛋白。

一旦进入临床糖尿病肾病期后，疾病就可能快速进展，随着糖尿病肾病的继续进展，病人肾脏损害不断加重，病人会出现以下症状：尿中白蛋白增加，达到大量白蛋白尿水平，即出现显性糖尿病肾病、肾病综合征、血压升高、高胆固醇及高三酰甘油血症；水肿，由足部开始，逐渐发展到下肢及全身；甚至食欲下降、虚弱、乏力、恶心或呕吐、肾衰竭等表现。

3. 如何早期发现糖尿病肾病

微量白蛋白尿是糖尿病肾病最早期的临床表现，密切观察微量白蛋白尿有助于早期发现和早期干预糖尿病肾病。糖尿病肾病的微量白蛋白尿为糖尿病肾病提供早期诊断和有效治疗，是具有可逆转性的极佳窗口。微量白蛋白尿的定义：尿白蛋白排泄率（AER）20~200μg/min，即 30~300mg/24h；或尿白蛋白/尿肌酐（ACR）达 30~300mg/g。因此糖尿病病人常规进行晨尿尿白蛋白/尿肌酐比值或尿白蛋白排泄率检查，以便早期发现是否存在糖尿病肾病。

4. 糖尿病肾病如何分期

Ⅰ期：为 1 型 DM 发病时的表现，主要特点为肾小球高滤过和肥厚增大，肾脏体积增大。血糖控制不良时可伴有暂时性微量白蛋白尿，胰岛素治疗有效后可以消失。此期肾小球基底膜结构尚无异常。

Ⅱ期：轻度肾脏病理改变，但无临床症状。主要为肾小球基底膜增厚，系膜增生。糖尿病控制不佳时或运动时可出现暂时性微量白蛋白尿，肾小球滤过率增加。血压正常。

Ⅲ期：称早期糖尿病肾病，主要特点为尿白蛋白排泄率轻度增加（20~200μg/min，或 30~300mg/24h），称微量白蛋白尿。此期肾小球滤过率依然是高的，血压有升高趋势。这一期是发生临床糖尿病肾病的高危期，多数病人会进展到大量白蛋白尿阶段。研究显示有效降血糖和降压治疗可以明显改善微量白蛋白尿，延缓病情恶化。糖尿病控制不良者易发展到临床糖尿病肾病。

Ⅳ期：称临床糖尿病肾病，尿白蛋白排泄率 > 200μg/min（ > 300mg/24h），尿中总蛋白排出量 > 0.5g/24h，病理上出现典型糖尿病肾病的改变，大多数病人出现高血压，肾小球滤过率逐渐下降，部分病人表现为肾病综合征。有效抗高血压治疗可减慢肾功能减退的速度，此期病程常在 15 年以上。

Ⅴ期：为终末期肾衰竭，特点是普遍的肾小球毛细血管闭塞，伴有肾小球玻璃样变性，肾小球滤过率很低，氮质潴留，高血压，全身状况差，甚至出现恶心、呕吐、纳差、贫血等尿毒症的症状和体征。

2 型糖尿病肾病分期参考 1 型糖尿病肾病。

5. 如何预防糖尿病肾病

糖尿病肾病的发生可能与下列的因素有关。

（1）遗传、种族因素：多数糖尿病病人虽然病程很长（25 年以上），却不出现临床糖尿病肾病；有人患糖尿病十几年，却发生糖尿病肾病。并不是说糖尿病肾病发生在所有糖尿病病人身上，遗传因素虽然也可能是糖尿病肾病的原因，但只是增加了糖尿病肾病的易感性。这主要与血管紧张素原基因和血管紧张素转换酶基因等有关。此外还与某些基因，如醛糖还原酶基因、胰岛素受体基因、Ⅳ型胶原基因的单核苷酸（SNP）多态性或基因拷贝数有关。因此遗传基因和种族因素都在本病的发生和发展中起了一定作用。

（2）血糖控制情况：毫无疑问，糖尿病肾病的发生与高血糖密切相关。血糖控制不佳，长期高血糖刺激肾脏的肾小管上皮细胞转化为成纤维细胞，造成足细胞损伤、脱落，加速糖尿病肾病的发生与发展；相反，良好血糖的控制可延缓其发展。

（3）血压控制情况：糖尿病病人伴有高血压者，高血压会加重肾脏高滤过，加速肾小球的硬化和肾小管纤维化，从而明显加速糖尿病肾病的发生和发展。

（4）糖尿病类型：1 型糖尿病发生糖尿病肾病的比例较高，为 24%~36%。2 型糖尿病发生糖尿病肾病的比例为 2%~32%。

此外肥胖、超重等也可促进糖尿病肾病的发生。

因此预防糖尿病肾病首先要严格控制血糖，长期地、有效地控制糖尿病，保持正常血糖水平，促使体内三大物质代谢恢复正常，能有效的阻止糖尿病性肾病的发生和发展。其次要密切监测病人的血压、血脂等因素，使血压及血脂达标。再则应改变生活方式、戒烟戒酒、适当锻炼、控制体重，避免超重和肥胖。最后应避免疲劳、预防感染、避免滥用药物等。

6. 糖尿病肾病早期有哪些表现

糖尿病肾病早期主要指糖尿病肾病的 I 期和 II 期。主要是发生在肾小球高滤过和肾脏肥大期，没有明显的病理组织学损伤，然后尿蛋白在某些情况下会有一过性升高。通常没有明显临床症状，可出现容易疲乏、尿中泡沫增多、轻度水肿等，容易被忽视和漏诊。所以不论是 1 型糖尿病病人还是 2 型糖尿病病人，一定要定期检查尿微量白蛋白尿情况，以便于早期发现糖尿病肾病，给予积极地治疗，改善糖尿病肾病的预后。

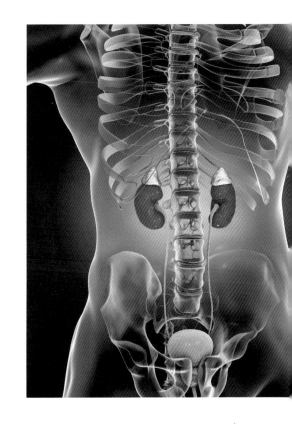

7. 糖尿病肾病有哪些症状

糖尿病肾病病人存在糖尿病基础症状，如高血糖引起的口干、多饮、多尿等，部分病人出现肾脏外症状，如外周神经病变、四肢麻木、眼底出血等。肾脏病变表现为不同程度的蛋白尿，早期为少量蛋白尿，晚期尿中出现大量蛋白尿，表现为低蛋白血症、水肿，轻度病人脚踝、下肢水肿，严重者全身水肿，甚至出现胸腔、腹腔积液。糖尿病肾病和肾小球肾炎不同，血尿较少。糖尿病肾病晚期阶段，血肌酐出现不同程度的升高，亦存在慢性肾功能不全的表现，如食欲减退、恶心、呕吐等。

8. 糖尿病肾病为什么会出现胸腔积液

（1）糖尿病肾病晚期，经肾脏流失蛋白较多，体内白蛋白水平低，水分渗入胸腹腔间隙引起。糖尿病肾病肾脏本身排钠障碍，导致水钠潴留，也可引起胸腔积液。

（2）心功能较差，血压高或者低，肺淤血时也会出现胸腔积液。

（3）合并感染：病人如有中到大量的胸腔积液时，要对胸腔积液性质进行检验，查找结核杆菌及病理检查，排除炎症、结核、肿瘤等病因。

（4）糖尿病肾病 ESRD 腹膜透析治疗的病人腹透液可从胸腹部膈肌薄弱处渗漏入胸腔。血液透析病人因肝素化治疗等因素而出现血性的胸腔积液。

9. 糖尿病肾病病人为什么会水肿

糖尿病肾病病人随着病情的不断加重，受损的肾单位越来越多，肾小球硬化增多，肾小管间质纤维化程度不断增加，进而蛋白漏出越来越多，蛋白流失过多形成低蛋白血症，从肾小球毛细血管中流失了蛋白，导致血浆胶体渗透压下降（血

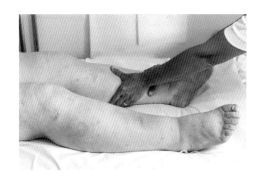

浆胶体主要是由血浆蛋白构成），血浆胶体渗透压的重要作用是调节血管内外水分的交换，当出现渗透压降低就会导致水分在组织间隙的潴留，引起水肿。同时，低蛋白血症还可引起有效血容量减少，使血浆醛固酮和抗利尿激素分泌增多，导致肾小管重吸收水、钠增加，引起水肿。糖尿病肾病时肾脏排钠障碍也是重要的机制。

10. 糖尿病肾病有何前兆

（1）出现厌食状况：经常感到恶心，并伴体重下降。

（2）水肿：早期不容易出现水肿，但是当人体的血浆白蛋白降低了，有些病人就会出现轻微的水肿状况。

（3）贫血：糖尿病病人一旦出现贫血，可能系糖尿病肾病引起各种原因的贫血。

（4）腰痛：尽管腰痛是非特异的症状，糖尿病病人只要出现腰痛均应排查是否存在糖尿病肾病。

（5）视网膜病变：一旦糖尿病病人出现视网膜病变，至少68%概率已经存在糖尿病肾病。

（6）蛋白尿：对糖尿病病人定期检测尿中白蛋白排出量，有利于发现早期糖尿病肾病。一般认为：6个月内连续尿检3次，有2次尿白蛋白排出量在20～200μg/min（30～300mg/24h），且排除其他可能引起尿白蛋白排泄量增加的原因，如泌尿系感染、心力衰竭、运动、原发性高血压、酮症酸中毒等，即可诊断为早期糖尿病肾病。建议病人联系医生，医生会根据病人详细病情，为病人作出明确诊断。

11. 糖尿病肾病有哪些全身表现

（1）蛋白尿：早期糖尿病肾病无临床蛋白尿，只有用敏感方法才能检测出微量蛋白尿。临床上糖尿病肾病早期唯一的表现为蛋白尿，蛋白尿从间歇性逐渐发展为持续性。

（2）水肿：糖尿病性肾病早期一般没有水肿，少数病人在血浆白蛋白降低前，可有轻度水肿，若疾病进展至晚期，其可表现为大量蛋白尿，血浆白蛋白低下，水肿加重。

（3）高血压：在1型糖尿病不伴肾病的病人中高血压患病率较正常人并不增加，2型糖尿病病人伴高血压较多，若出现蛋白尿时高血压比例也升高，肾病综合征病人常伴有高血压，此高血压大多为中度，少数为重度。

（4）肾衰竭：糖尿病肾病进展快慢有很大的差异。有的病人轻度蛋白尿可持续多年，而肾功能正常；有的病人尿蛋白很少，可快速发展至肾病综合征，肾功能逐渐恶化，最终出现尿毒症。甚至部分病人没有微量蛋白尿却直接出现肾小球滤过率下降。

（5）贫血：明显氮质血症的病人可有轻度的贫血。

（6）其他脏器并发症表现：心血管病变如心力衰竭、心肌梗死。神经病变如周围神经病变。累及自主神经时可出现神经源性膀胱。糖尿病肾病严重时几乎 100% 合并视网膜病变，但有严重视网膜病变者不一定有明显的肾脏病变。当糖尿病肾病进展时，视网膜病变常加速恶化。

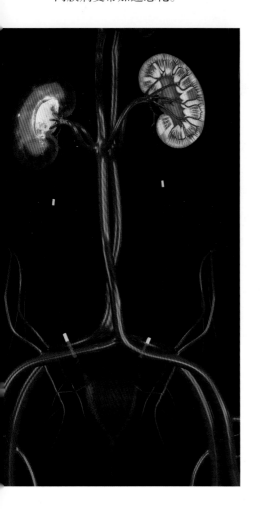

12. 糖尿病没有尿蛋白，可以是糖尿病肾病吗

典型糖尿病肾病自然病程首先表现为肾小球滤过率增高，后渐出现微量白蛋白尿，随着尿白蛋白的增加，逐渐出现肾功能下降，并最终发展到 ESRD。近年来，随着对糖尿病的深入研究，有学者发现糖尿病病人肾脏病理呈现异质性，部分病人表现为不伴蛋白尿的肾功能下降，称为蛋白尿阴性或正常的糖尿病肾病，表现为尿 ACR<30mg/g 和每 eGFR<60ml/（min·1.73m²）。

13. 糖尿病肾病会出现血尿吗

糖尿病肾病可出现轻微镜下血尿，通常没有严重血尿。对于一些虽有明确糖尿病病史者，合并明显血尿都需要进一步鉴别，排除非糖尿病肾病或糖尿病合并非糖尿病肾病以及非肾小球来源的血尿，检查包括尿红细胞相位差检查、泌尿系彩超，甚至肾穿刺活检等检查。

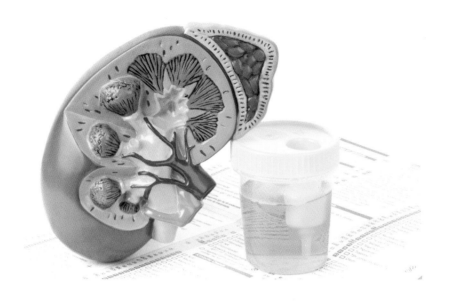

14. 糖尿病肾病会出现高血压吗

糖尿病肾病绝大多数合并高血压。高血糖状态下，肾小球滤过的葡萄糖增多，近端小管"钠－葡萄糖协同转运蛋白2"表达增加，协同转运葡萄糖、钠增加，而导致机体重吸收过多的水、钠，水盐负荷增加；后期因肾小球缺血、硬化、球旁细胞肾素分泌增多，肾素－血管紧张素－醛固酮系统活化，并且因肾小球滤过率下降，水钠潴留进一步加重，高血压进一步恶化。

15. 糖尿病肾病病理与临床表现有何关系

糖尿病肾病临床仅表现为高滤过而无蛋白尿阶段，肾脏没有明显病理组织学损伤；临床表现一过性微量白蛋白尿时，病理出现肾小球基底膜增厚，可有系膜轻度增生；临床表现持续性微量白蛋白的蛋白尿时，病理出现中重度系膜增生，可出现肾小球结节样病变及小动脉玻璃样变；当出现持续尿白蛋白大于300mg/24h，肾小球滤过率明显下降时，病理表现出典型 K-W 结节，不同程度肾小球硬化；进入尿毒症阶段，病理表现为硬化性肾小球肾炎。

DKD 的肾脏病理分级和临床表现通常是相一致的，但也有例外，如病理上肾小球病变严重，而临床未达到肾病综合征诊断标准的大量蛋白尿；或病理肾小球病变轻微，而临床却有大量蛋白尿。

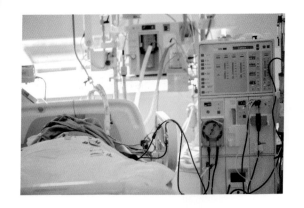

2012 年改善全球肾脏病预后组织（KDIGO）提出慢性肾脏病 GCA 分类系统，糖尿病肾病病人亦可根据其肾小球滤过滤（GFR）与白蛋白尿水平而直接进行分期。eGFR[ml/（min·1.73m^2）] 可分为：G1 期 ≥ 90，G2 期 60~89，G3a 期 45~59，G3b 期 30~44，G4 期 15~29，G5 期 < 15。

白蛋白尿分期根据 24 小时尿白蛋白排泄率 AER（mg/24h）或单次尿白蛋白 / 尿肌酐比值 ACR（mg/g）可分为 3 期。A1 期，AER < 30，ACR < 30；A2 期，AER 30~300，ACR 30~300；A3 期，AER > 300，ACR > 300。例如一个糖尿病肾病病人其 AER > 300（mg/24h），GFR40（ml/min·1.73m^2），就为 G3bA3 期。

16. 糖尿病肾病分期与临床表现有何关系

传统的糖尿病肾病分期按 Mogensen 建议分为 5 期。Ⅰ期：肾小球高滤过，肾脏影像学的表现为肾脏体积增大，临床表现为无蛋白尿等。Ⅱ期：仍表现为肾小球高滤过，出现运动后一过性的尿微量白蛋白阳性。Ⅲ期：肾小球滤过率较之前下降，持续微量白蛋白尿。Ⅳ期：肾小球滤过率持续明显下降，病情进行性发展，尿白蛋白大于 300mg/24h，或尿中总蛋白大于 500mg/24h。Ⅴ期：肾小球滤过率小于 15ml/（min·1.73m^2），出现尿毒症全身症状，蛋白尿可能因肾小球硬化而减少。

17. 影响糖尿病肾病进展的因素有哪些

影响糖尿病肾病进展因素有：血糖、血压控制不佳，大量蛋白尿，肥胖，血脂异常，高尿酸血症，肾毒性药物应用,高蛋白饮食,感染等。腹泻、饮水不足、运动过度等造成的容量相对不足也会促进其进展。

18. 糖尿病肾病会进展为尿毒症吗

随糖尿病肾病病程进展，病人可由早期的仅表现为高滤过，逐渐发展至微量蛋白尿、大量蛋白尿，肾小球滤过率随病程进展进行性下降，最终发展为 ESRD，也就是尿毒症。糖尿病肾病是尿毒症主要病因之一。在国外占 ESRD 40% ~ 50%，在国内也已达 20% 左右。

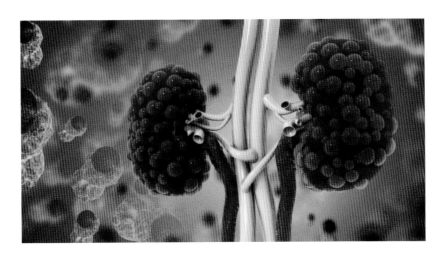

19. 糖尿病肾病的晚期症状有哪些

糖尿病肾病晚期，因大量蛋白尿控制不佳、低蛋白血症以及水钠潴留，出现反复的难治性水肿、浆膜腔积液，甚至心衰。肾功能继续恶化，可出现少尿、无尿，出现尿毒症全身症状包括胃肠症状加重；高血压的进一步恶化，贫血，水、电解质、酸碱平衡紊乱等，心血管并发症也可能进一步加重，可出现全身各个系统受损的临床表现及症状。

20. 糖尿病肾病有哪些消化道症状

糖尿病消化道症状包括：糖尿病胃轻瘫，出现腹胀、早饱、恶心、呕吐、腹痛等，并随病程进展，症状可逐步加重；肠道动力下降，可出现便秘、腹胀，甚至粪块性肠梗阻；晚期合并肾衰竭出现尿毒症胃肠症状，包括恶心、呕吐、食欲不振、腹痛、黑便、消化道出血等。

21. 糖尿病肾病出现肾功能不全的表现有哪些

糖尿病肾病出现肾功能不全的表现有：食欲不振，恶心呕吐，氮质血症，水肿，电解质代谢紊乱及骨代谢异常，代谢性酸中毒，高血压，心功能不全，贫血，免疫力下降，神经系统症状如疲乏、失眠、记忆力减退、精神异常等。

22. 糖尿病肾病肾功能不全有何特点

（1）进展较快：肾功能衰退进展快，到显性蛋白尿阶段，肾功能进行性恶化，肾小球滤过率平均每年下降大于 $10ml/(min \cdot 1.73m^2)$。

（2）易合并 IV 型肾小管酸中毒：即高钾高氯性酸中毒，血醛固酮水平相对不足。

（3）低蛋白血症症状明显：病人常表现为顽固性、难治性水肿；由于低蛋白血症，并因糖尿病本病胃肠症状明显，营养不良发生率高。

（4）合并高血压、心血管疾病多见，且高血压较难控制。

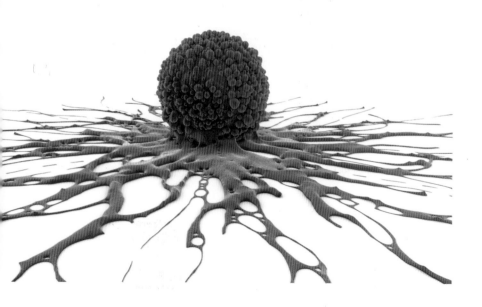

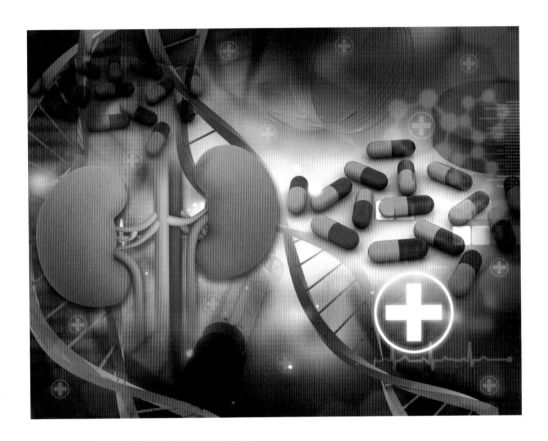

23. 糖尿病肾病临床特点有哪些

（1）肾功能进行性下降，到显性蛋白尿阶段，肾小球滤过率平均每年下降大于 10ml/（min·1.73m²）。

（2）大量蛋白尿、低蛋白血症明显，水肿严重且治疗难度大。

（3）因水钠潴留严重、肾素-血管紧张素-醛固酮系统活化及合并血管病变，常合并严重高血压。

（4）合并胰岛素抵抗等致血糖控制困难，肾功能不全时胰岛素代谢减慢，易发生低血糖。

（5）血脂代谢异常多见。

（6）尿毒症发生率高。

（7）心血管并发症多见，致残率及病死率高。

（8）合并贫血、营养不良等多系统并发症，内科治疗困难。

四、糖尿病肾病的诊断

1. 糖尿病肾病的诊断标准有哪些

糖尿病病人中，出现以下任何一条者考虑是糖尿病肾病。

（1）大量白蛋白尿。

（2）糖尿病视网膜病变且伴有任何一期 CKD。

（3）在 10 年以上糖尿病病程的 1 型糖尿病中出现微量白蛋白尿。

【大量白蛋白尿是指尿白蛋白 / 肌酐（ACR）高于 300mg/g；微量白蛋白尿是指尿白蛋白 / 肌酐（ACR）在 30~300mg/g。】

2. 糖尿病肾病诊断需要肾活检吗

病理活检被认为是糖尿病肾病诊断的金标准，当不能依据临床病史排除其他肾脏疾病时，需考虑行肾穿刺以确诊。而当临床病史足以诊断糖尿病肾病时则不一定要肾活检。

3. 糖尿病病人尿微量蛋白阴性，而肾小球滤过率低于 60ml/（min·1.73m²），能否诊断糖尿病肾病

目前认识到许多糖尿病病人尽管尿白蛋白阴性或正常，但肾小球滤过率低于 60ml/（min·1.73m²），属于糖尿病肾病的特殊类型，也称尿白蛋白阴性或正常的糖尿病肾病。糖尿病病人出现上述情况时，如果排除其他肾脏疾病，可以诊断糖尿病肾病。必要时肾活检证实，此类病人轻度系膜增生，但肾小管间质及小动脉病变明显。

（江德文）

4. 糖尿病病人出现糖尿病视网膜病变，能否诊断糖尿病肾病

　　糖尿病视网膜病变常早于糖尿病肾病发生，大部分糖尿病肾病病人伴有糖尿病视网膜病变，但在透析的糖尿病肾病病人中，糖尿病视网膜病变的发病率反而减少，糖尿病视网膜病变被 NKF/KDOQI 指南作为 2 型糖尿病病人糖尿病肾病的诊断依据之一。在日本 260 例肾活检确诊的 DKD 病人中，糖尿病视网膜病变占 79.5%，所以糖尿病病人出现糖尿病视网膜病变，不能就确诊为糖尿病肾病。如果要确诊，必须还有肾脏的损害如肾小球滤过率的下降或者尿蛋白症状，并在无禁忌证的前提下积极地行肾穿刺活检。

5. 如何早期诊断糖尿病肾病

　　微量白蛋白是临床诊断早期糖尿病肾病的主要依据。尿微量白蛋白是糖尿病肾病早期检测指标。6 个月内 2 次检测尿微量白蛋白（MAU）阳性者才能确诊。MAU 是指尿白蛋白排出率（AER）持续在 20 ～ 200μg/min，或尿白蛋白 / 肌酐比值（ACR）30mg/d ～ 300mg/d，白蛋白 / 肌酐的比值（ACR）10 ～ 25mg/mmol。MAU 是反映肾脏受血流动力学和代谢因素影响的敏感指标，是血管内皮损伤的标志，常合并心血管危险因素、心血管疾病、糖尿量异常、高胰岛素血症和高血压等。

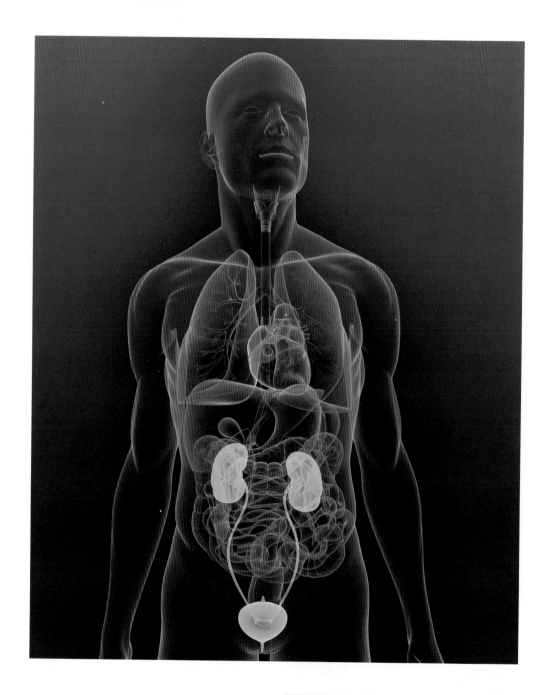

大量白蛋白尿是指尿蛋白与尿肌酐的比值（ACR）高于 300mg/g；微量白蛋白尿是指 ACR 在 30~300mg/g。

6. 糖尿病肾病的诊断包括哪些内容

糖尿病肾病的诊断应包括糖尿病肾病的临床分期和病理分级，以及肾功能状态。

临床分期：Ⅰ期：肾小球高滤过期，肾小球入球小动脉扩张，肾小球内压增加，GFR 升高，伴或不伴肾体积增大；Ⅱ期：正常白蛋白尿期，尿白蛋白排泄率（UAE）正常（<20mg/min 或 <30mg/24 h）或呈间歇性微量白蛋白尿（如运动后、应激状态），病理检查可发现肾小球基底膜轻度增厚；Ⅲ期：早期糖尿病肾病期（UAE 20 ~ 200 mg/min 或 30 ~ 300 mg/24 h），以持续性微量白蛋白尿为标志，病理检查肾小球基底膜（GBM）增厚及系膜进一步增宽；Ⅳ期：临床（显性）糖尿病肾病期，进展性显性白蛋白尿，部分可进展为肾病综合征，病理检查肾小球病变更重，如肾小球硬化、灶性肾小管萎缩及间质纤维化；Ⅴ期：肾衰竭期。

病理分级：肾小球损伤分为 4 级。Ⅰ级：GBM 增厚；Ⅱa 级：轻度系膜增生；Ⅱb 级：重度系膜增生；Ⅲ级：一个以上结节性硬化（K-W 结节）；Ⅳ级：晚期糖尿病肾小球硬化。肾小管间质用间质纤维化和肾小管萎缩、间质炎症的程度评分，肾血管损伤按血管透明变性和大血管硬化的程度评分。

7. 如何筛查糖尿病肾病

由于尿白蛋白和 eGFR 对糖尿病肾病的重要性，对这两项的检测是目前糖尿病肾病的筛检项目，一旦确诊糖尿病，应每年都进行筛检。

（1）所有 2 型糖尿病病人应从确诊时和 1 型糖尿病病人病程超过 5 年时，每年应检查 1 次，以评估 UAE/AER。

（2）所有成人糖尿病病人，不管 UAE/AER 如何，每年应至少检查 1 次血清肌酐，并用血清肌酐估计 GFR。如果有 CKD，需进行分期。

8. 糖尿病肾病如何鉴别诊断

糖尿病病人出现肾损害，可以是糖尿病肾病、糖尿病合并其他肾脏病以及糖尿病肾病合并其他肾脏病 3 种情况。糖尿病病人如果出现以下情况之一的应考虑其肾脏病是由其他原因引起的。

（1）无糖尿病视网膜病变。

（2）GFR 较低或迅速下降。

（3）蛋白尿急剧增多或有肾病综合征。

（4）顽固性高血压。

（5）尿沉渣活动表现，如出现较明显的肾小球性血尿。

（6）其他系统性疾病的症状或体征。

（7）血管紧张素转换酶抑制剂（ACEI）或血管紧张素Ⅱ受体拮抗剂（ARB）类药物开始治疗后2～3个月内肾小球滤过率下降超过30%。

遇到上述情况应进行相关免疫指标检查，必要进行经皮肾穿刺活检术，以帮助鉴别诊断。

9. 2型糖尿病肾病分期与1型糖尿病肾病有何区别

1型糖尿病起病往往比较迅速，大多可以判断出明确的病程，Mogensen将1型糖尿病肾病分为5期；而2型糖尿病起病比较隐匿，大多进展较慢，无法明确其病程有多久，一般没有肾小球高滤过和肾小球肥大期。这与两种类型糖尿病的发病机制有关，既然无法明确病程，当然就很难判断肾病是在2型糖尿病的什么阶段。上述Mogensen糖尿病肾病分期在一定程度上，也适用于2型糖尿病肾病。但2型糖尿病肾病在临床诊断确定时，至少会达到Ⅲ期。2型糖尿病相关的肾脏病变的转归比较这个分期往往不典型。因此，目前的主流观点是采用KDIGO的CKD分期（包括GFR分期和ACR分期）用于2型糖尿病的分期。但目前也有临床医生使用V期分期用于1型糖尿病和2型糖尿病肾病的分期。

10. 糖尿病肾病早期有哪些病理改变

糖尿病肾病的早期病理改变包括如下几种：Ⅰ型：GBM增厚；Ⅱa型：轻度系膜增生；Ⅱb型：重度系膜增生；系膜基质无结节性增生，球性肾小球硬化程度不足50%。也有的糖尿病肾病仅有轻度肾小管间质的病变。

11. 糖尿病肾病典型的病理改变应与哪些疾病鉴别

肾小球基底膜（GBM）增厚是糖尿病肾病的早期改变，需要与膜性肾病基底膜弥漫性增厚鉴别；系膜增生需与IgA肾病进行鉴别；结节性（K-W结节）病变需与膜增生性肾小球肾炎、冷球蛋白血症、肾脏淀粉样变性、单克隆免疫球蛋白沉积病、纤维性肾小球疾病、免疫触须样肾病等鉴别。糖尿病肾病病人可出现大量蛋白尿，电镜下观察到足细胞附着减少，足突融合、消失。多种以蛋白尿为主要表现的疾病，如微小病变性肾病、局灶节段性肾小球硬化症、膜性肾病也可出现足细胞足突融合，可通过特殊染色及荧光检测加以鉴别。

12. 糖尿病肾病与高血压肾病如何鉴别

糖尿病肾病属于典型的肾小球疾病，其肾损害的特点是以蛋白尿为主，往往无血尿，虽然已进入肾功能衰竭期，但蛋白尿无明显减少，肾脏体积多与肾功能状态不平行，到 ESRD 阶段肾脏大小仍可能正常或偏大；病史时间特点，一般性控制血糖情况下，糖尿病起病 5~15 年进入 II 期，6~15 年进入 III 期，10~15 年进入 IV 期。多数伴有高血压，常常伴有糖尿病视网膜增殖性病变、外周神经病变等；也可以伴有肾小管间质损害的表现，如夜尿增加、尿比重降低、贫血等。

高血压肾病属于以肾小管间质损害为主的疾病，一般病人在出现蛋白尿之前已经有 5 年以上的持续性高血压，而早期表现为夜尿增多、多尿，有动脉硬化性视网膜改变和左心室肥大等，大部分病人表现为少量蛋白尿（<1.5g/d），以小分子蛋白为主。关于肾脏大小，早期可正常，晚期是缩小的，伴有贫血。

糖尿病与高血压病同时存在时，行肾穿刺活检可帮助鉴别诊断。糖尿病肾病具有典型的改变，而高血压肾病肾脏病理以肾小球缺血性改变为主，伴有肾小球入球小动脉硬化等。

13. 糖尿病肾病病人使用造影剂是否对健康有影响

年龄、低血压、贫血、主动脉内球囊反搏（IABP）、慢性心衰、糖尿病、造影剂剂量过大及肾功能减退 [eGFR<60ml/(min·1.73m^2) 或血肌酐 >1.5mg/dl] 是造影剂肾病的危险因素。因此糖尿病肾病病人使用造影剂有可能使肾功能下降，出现造影剂肾病，虽然不一定发生，但发生的概率比正常人高。造影剂肾病轻则可自行恢复，重则进展至 ESRD，不可逆。所以糖尿病肾病病人使用造影剂应权衡利弊，进行风险评估。

糖尿病肾病与肾活检

1. 什么是肾穿刺活检

肾穿刺活检是用特殊的穿刺装置（即肾穿刺活检针），在 B 超的帮助下，从肾脏取出极少量的肾组织，供病理学检查和研究的方法。专用的穿刺针在 B 超引导下，穿刺右肾下极，一般会穿刺 1~3 针，取出的肾组织像线面粗细，1~1.5cm 长，含有 10~30 个肾小球。这相对于一个肾脏拥有 60 万 ~100 万个肾小球来说，对肾脏的影响微乎其微，对诊断和治疗却意义重大，在诊断与鉴别诊断、判断病变程度及预后、指导治疗等方面具有重要作用。

2. 什么情况下需做肾活检

糖尿病病人出现肾病 [蛋白尿或（和）血尿]，怀疑不是糖尿病引起的，需要行肾活检。具体指征如下。

（1）糖尿病发病距肾病的间隔短于 5 年。

（2）血尿突出。

（3）大量蛋白尿时血压正常。

（4）平时糖尿病病情稳定情况下却出现大量蛋白尿和血肌

（潘涛，庄永泽）

酐升高。

（5）伴有其他系统性疾病的症状或体征。

（6）无糖尿病视网膜病变。

（7）短期内肾功能急剧恶化。

糖尿病病人出现肾脏病，常见有三种原因：糖尿病肾病、非糖尿病肾病、糖尿病肾病合并非糖尿病肾病。因此糖尿病肾病病人进行肾穿刺活检，首先可明确肾脏病是否是糖尿病肾病，然后对糖尿病肾病的病理类型进行分型，不同病理类型预后不同。其次肾穿刺活检有助于鉴别糖尿病肾病病人的肾脏病是否由非糖尿病肾病引起。此外，糖尿病肾病病人无论是糖尿病肾病还是非糖尿病肾病，对药物损伤和容量因素较敏感，有时也易并发感染，而出现肾小管间质损伤，肾活检有助于鉴别诊断。总之，肾穿刺活检是诊断糖尿病肾病的金标准，具有明确诊断、指导临床治疗及判断预后的作用。

4. 糖尿病病人有肾脏疾病，又有糖尿病眼底改变，还要做肾穿刺活检吗

过去认为糖尿病病人有肾脏疾病，又有糖尿病眼底改变，那患糖尿病肾病的可能性很大，一般情况下不需要做肾活检。但现在观点有所改变。在经肾活检确诊为糖尿病肾病的病人中，也只有79.5%伴有糖尿病眼底改变，同样，糖尿病眼底改变特异性也只有68%左右。实际临床中，伴有糖尿病眼底改变的病人肾活检却证实合并其他非糖尿病肾病，如原发性膜性肾病、IgA肾病、ANCA相关性血管炎等，甚至有报道这种情况占糖尿病肾活检病例的30% ~ 40%。所以，只要没有禁忌证，病人愿意接受，仍需要肾穿刺活检，尤其是糖尿病病程短于5年、血尿突出、血压正常的病人。

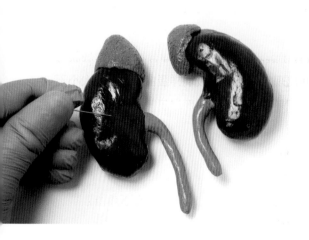

5. 糖尿病肾病做肾穿刺前要做哪些准备

（1）选择血糖控制相对平稳，身体无感染及严重贫血时行肾穿刺术。若合并高血压，需控制血压接近正常140/90mmHg。

（2）停用抗血小板聚集药物1周，停用抗凝药物3天以上，术前确认凝血功能正常。

（3）练习呼吸配合并排空大小便。

（4）签署知情同意书，告知可能的并发症。

（5）行乙型肝炎、丙型肝炎、艾滋病及梅毒等检测，以及泌尿系统彩超检查。

（6）合并尿路感染时，先治愈尿路感染后再行肾穿刺活检术。

6. 糖尿病肾病肾穿刺术后可能会有哪些并发症

（1）肾脏出血：包括肾周血肿、肉眼血尿、镜下血尿。出血程度较轻的通常经过卧床休息、止血药物应用等保守治疗可好转。出血程度较重的可能需要输血、超选择性肾动脉血管栓塞等处理。

（2）尿潴留：可导尿解决。

（3）腰痛、腹痛：多数待24小时后可起床活动后缓解。若为血肿压迫导

致，必要时止痛药物减轻症状。

（4）动静脉瘘：少见。多数不需治疗可自行闭合。

7. 糖尿病肾病病人做肾穿刺容易出血吗

肾穿刺术后发生镜下血尿是不可避免的，休息后即可消失。发生肉眼血尿一般数天自行恢复。极少数病人可能会发生大的出血，肉眼血尿持续时间偏长，肾包膜下血肿以及肾包膜外血肿，可能是穿刺过程中损伤较大的血管，其次凝血功能异常病人也易出血，但穿刺前医生会纠正这些因素后再行肾穿刺活检术。糖尿病肾病不影响凝血功能，肾穿刺并不会增加出血风险。因此糖尿病肾病病人进行肾活检是比较安全的。糖尿病肾病伴有肾血管病变较常见，如果伴有肾功能异常，则肾穿刺术后出现出血的概率会有所增加。

8. 糖尿病肾病常见的病理类型有哪些

（1）糖尿病结节性肾小球硬化症，早期可见肾小球肥大，随着病情进展，肾小球基底膜弥漫增厚，系膜细胞和基质增生进而可形成典型的K－W结节。

（2）糖尿病弥漫性肾小球硬化症，无明显结节。两者都可见肾小管和肾间质的损害，肾间质炎症细胞浸润和纤维化。

（3）还有肾小囊玻璃滴状病变，即肾小球囊基底膜与壁层上皮细胞间出现均质蜡样或玻璃样蛋白滴，体积大小不等，可见于进展期糖尿病肾病，是糖尿病肾小球硬化症的特异性改变。

（4）肾小球毛细血管襻纤维素样帽状改变，位于肾小球毛细血管襻和内皮细胞之间，属于渗出性病变，严重者可导致毛细血管腔狭窄或肾小囊粘连。但这不是糖尿病肾小球硬化症的特异性改变。

9. 糖尿病肾病出现蛋白尿可能有哪些类型的肾脏病

糖尿病肾病出现蛋白尿可能有的肾脏病类型如下。

（1）单纯糖尿病肾病。

（2）糖尿病肾病合并原发性肾小球疾病。

（3）糖尿病肾病合并继发性肾小球疾病。

（4）糖尿病肾病合并高血压肾损害。

（5）糖尿病肾病合并尿路感染等。

10. 糖尿病肾病合并其他肾脏病的类型有哪些

糖尿病肾病合并其他肾脏病的类型罕见的有：IgA 肾病、膜性肾病、系膜增殖性肾小球肾炎、乙肝病毒相关性肾小球肾炎、微小病变型肾小球肾炎、高血压肾小球硬化、局灶节段性肾小球硬化（FSGS）、新月体肾小球肾炎、狼疮性肾炎等。

11. 糖尿病肾病的病理改变是怎样分型的

肾穿刺活检能明确糖尿病肾病的病理诊断。当临床病史不能排除其他肾脏疾病时，需考虑进行肾穿刺活检。根据肾脏组织光镜、电镜及免疫荧光染色的改变，可对肾小球损害和肾小管 / 肾血管损伤分别进行分型和评分。

肾小球损伤分为 4 型。I 型，肾小球基底膜增厚；IIa 型，轻度系膜增生；IIb 型，重度系膜增生；III 型，一个以上结节性硬化（K-W 结节）；IV 型，弥漫性肾小球硬化。肾小管间质用间质纤维化和肾小管萎缩、间质炎症的程度评分（分别评为 0 ~ 3 分、0 ~ 2 分），肾血管损伤按血管透明变性（0 ~ 2 分）和大血管硬化的程度（0 ~ 2 分）评分。

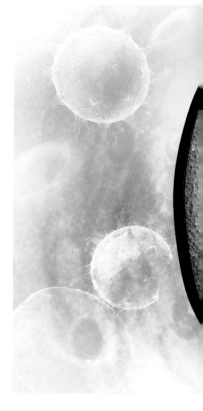

12. 糖尿病肾病与其他肾脏病病理上如何鉴别诊断

糖尿病肾病的病理具有其特征性的改变。典型的糖尿病肾病病理形态学改变包括：肾小球基底膜增厚、系膜基质增宽、肾小球结节性硬化（K-W 结节）、足细胞丢失；肾小管基底膜增厚、肾小管萎缩及细胞凋亡增加、肾间质炎性浸润、肾间质纤维化、管周毛细血管稀疏；出入球小动脉壁玻璃样变，尤以出球小动脉的玻璃样变更具特征性。电子显微镜下可见肾小球毛细血管基底膜均质性增厚和系膜基质增多，无电子致密物沉积，可见足细胞足突广泛融合。

其他肾脏病在病理上具有各自的特点，如膜性肾病以肾小球基底膜增厚为主，上皮下免疫复合物沉积，IgG 及 C3 沉积为主；IgA 肾病则以系膜增生性肾炎改变，系膜区 IgA 沉积为主。依据光镜改变、免疫组化或荧光、电镜检查及特殊染色等可以进行鉴别诊断。

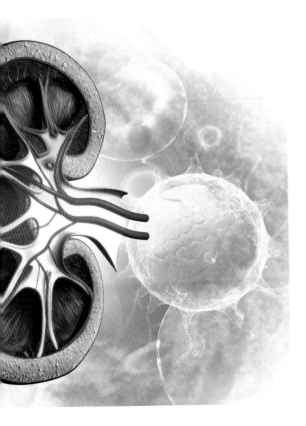

13. 哪些情况糖尿病肾病患者不能做肾穿刺活检

怀疑糖尿病肾病，需要做肾穿刺活检时，有下列情况者不能做肾穿刺。

（1）孤立肾。

（2）明显的出血倾向并不能纠正。

（3）重度高血压不能纠正。

（4）严重精神疾病不能配合。

（5）体位不良。

（6）肾脏活动性感染。

（7）肾脏位置过高或游走肾。

（8）慢性肾衰竭，肾脏缩小，肾实质菲薄。这与其他肾脏病病人肾穿刺的禁忌证相一致。此外血糖控制不良，酮症酸中毒等情况也不宜行肾穿刺活检。

14. 血磷脂酶 A2 受体检测对糖尿病病人有何意义

磷脂酶 A2 受体（PLA2R）属于 I 型跨细胞膜受体，是哺乳动物甘露糖受体家族 4 个成员之一。PLA2R 主要分为两型（M 型与 N 型），已经确认 M 型 PLA2R 是自身抗体的主要靶抗原。循环抗 PLA2R 受体与肾小球上的 PLA2R 结合成为原位免疫复合物，激活补体导致足细胞损伤，致使尿蛋白产生。所以，检测循环血液中的抗磷脂酶 A2 受体抗体对于诊断特发性膜性肾病和判断其活动程度具有重要作用。这个抗体水平的高低反映特发性膜性肾病的活动程度。往往抗体转阴以后，特发性膜性肾病提示预后良好，可以恢复正常。如果在复查过程中抗体升高，往往提示特发性膜性肾病即将复发。

当糖尿病病人出现蛋白尿时，肾脏病理损害的原因可能是糖尿病肾病（DN）、非糖尿病肾病（non-DN）及 DN 合并 non-DN。而 DN 和 non-DN 在治疗、预后方面有很大差别，故要予以鉴别。这时候检测血 PLA2R 抗体就很有临床意义，如果检测结果为阳性，就可能是特发性膜性肾病（IMN）或者是 DN 合并 IMN，治疗方案就会有很大的改变，病人的预后也不一样了。对于少数有肾穿刺活检禁忌证，或拒绝肾活检的病人，血 PLA2R 抗体检测就更有价值。

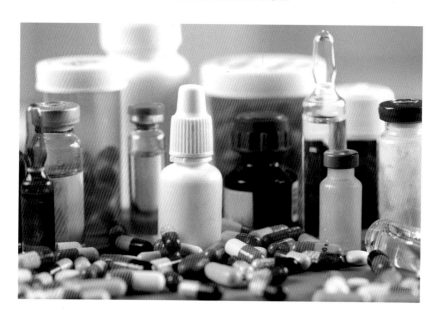

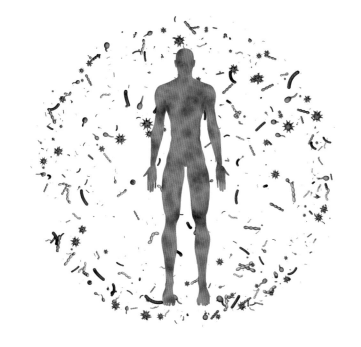

15. 糖尿病肾病和糖尿病肾脏疾病是一回事吗

糖尿病肾病（DN）是广泛使用的诊断名词，随着近些年病理学的发展及对慢性肾脏病研究的深入，以及新的 DN 病理分型的提出，DN 已经等同于"糖尿病肾小球病"（DG）的一个病理学概念。2007 年的美国国家肾脏基金会制定了《KDOQI 糖尿病和慢性肾脏病临床实践指南及临床实践推荐》，该指南中提出糖尿病相关的肾脏疾病（DKD）的概念，是指因糖尿病导致慢性肾脏病的临床诊断。DKD 是由慢性高血糖水平所致的全身微血管病变，引起的肾脏损害，是糖尿病导致的全身代谢异常继而引发的肾小球硬化症，是全身微血管病的组成部分。病变可累及肾脏各个组分，包括肾小球、肾小管、肾间质、肾血管等。

16. 什么是糖尿病肾脏疾病

糖尿病肾脏疾病（DKD）是指由糖尿病所致的 CKD，是糖尿病主要的微血管并发症之一。糖尿病病人当出现肾小球滤过率（GFR）$<60ml/（min \cdot 1.73m^2）$，或尿白蛋白 / 肌酐比值 >30mg/g 持续超过 3 个月，能排除其他原因引起的，则可以诊断为 DKD。

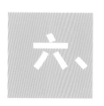

六、糖尿病肾病与并发症

1. 糖尿病肾病常见的并发症有哪些

（1）急性并发症：糖尿病酮症酸中毒和高渗性昏迷感染等。

（2）慢性并发症：大血管病变如冠心病、动脉硬化、脑血管病等；微血管病变如糖尿病性视网膜病变、白内障、青光眼、糖尿病性心肌病、神经病变、糖尿病足等。随着肾功能下降，会出现如高血压、贫血、心功能衰竭及营养不良等表现。

2. 糖尿病肾病为何常见心血管并发症

糖尿病病人易发生血管病变如动脉粥样硬化及微血管病变，动脉粥样硬化主要侵犯主动脉、冠状动脉、脑动脉、肾动脉和肢体外周动脉等，引起冠心病、脑卒中、肾动脉硬化、肢体动脉硬化等；微血管病变主要表现在眼、肾、神经和心脏。糖尿病肾病由于蛋白尿或肾脏功能下降，更容易引起水肿、高血压、营养不良、电解质紊乱、脂代谢紊乱、肾性贫血及慢性肾脏病 – 矿物质与骨异常（CKD–MBD）等，进一步加重血管病变及心脏负担，更易导致心力衰竭、心律失常、心源性休克和猝死的发生。

（王玉新，庄永泽）

3. 糖尿病肾病并发心肌梗死有何特点

急性心肌梗死是冠状动脉急性、持续性缺血缺氧所引起的心肌坏死。心肌梗死是糖尿病肾病病人常见的并发症之一，研究表明，糖尿病肾病病人心肌梗死的风险显著高于正常人。如果病史大于5年、血糖没有控制好，发生心肌梗死的风险较正常人增加10倍左右。糖尿病肾病合并心肌梗死时，临床症状比较复杂，部分病人早期无明显症状，尤其是无胸痛症状（俗称无痛性心肌梗死），因此容易被忽视和漏诊，部分病人仅表现为活动后多汗、心悸、失眠、头晕、胸闷等。因此，对于糖尿病肾病病人出现上述症状并怀疑心肌梗死时，应进行心肌酶、肌钙蛋白检查及动态观察心电图变化。

糖尿病肾病病人预防心肌梗死最重要的措施是积极控制好血糖、血压，防止肾脏疾病进展。

4. 糖尿病肾病病人有哪些脑血管并发症

糖尿病肾病病人常见的脑血管并发症有脑梗死、脑血栓形成、脑出血等。其中以中小动脉梗死及多发性梗死常见，椎-基底动脉系统比颅内动脉系统多见。糖尿病肾病更易出现脑血栓。由于糖尿病病人血凝功能亢进，血小板聚集黏附性增高，血黏度增高，局部血流趋缓，抑制了脑血管的破裂和出血，故糖尿病性脑血管病变中脑出血较少。

5. 糖尿病肾病如何预防心脑血管并发症

首先，提倡健康的生活方式，建议戒烟、戒酒、限盐，食盐的摄入不超过 6g/d。结合自身情况进行体育锻炼，超重及肥胖病人适当减重，维持体重指数（BMI）在 18.5~23 kg/m^2。其次，定期监测血压、血脂、血糖，血压控制＜130/80mmHg，老年病人（＞65岁）可适当放宽，控制在＜150/90mmHg。低密度脂蛋白＜2.6 mmol/ L，糖尿病肾病的病人即使低密度脂蛋白已达标，也应给予他汀治疗。糖化血红蛋白控制目标是 <7%。第三，对肥胖病人应进行睡眠呼吸障碍的筛查，重度睡眠呼吸障碍者应接受持续气道正压通气治疗，通过治疗睡眠呼吸障碍可降低脑卒中风险。针对有心脑血管

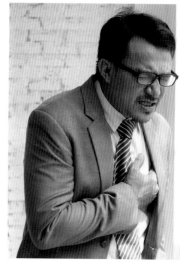
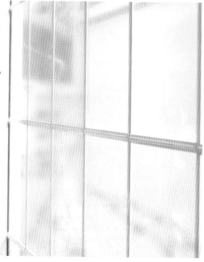

风险的糖尿病肾病病人，可根据其风险程度及病人个体情况应用抗血小板治疗。

6. 糖尿病肾病出现糖尿病足处理原则有哪些

糖尿病足总的治疗原则是将足创面局部的病理状态转变为生理状态，营造一个适合创面修复的微环境。首先是全身治疗，应严格控制血糖、抗感染及支持治疗。在治疗糖尿病足并发严重感染时应早期使用强力、广谱抗生素或联合应用，并根据肾脏功能调整抗生素用量。其次是局部治疗，如创面局部外用药及外用敷料换药治疗、手术清创治疗、物理治疗、中医药治疗等。总的原则是将一个感染或者污染的创面转变成一个洁净的创面，以利于创面的愈合。对于感染明显、坏死组织比较多的创面，要进行切开引流及分期清创，同时在全身治疗的基础之上选择恰当的治疗方法改善微循环。

7. 糖尿病肾病出现神志不清有哪些可能

（1）没有规范使用降糖类药物或长期饥饿状态等原因所致低血糖昏迷。

（2）血糖控制不佳、酗酒或不当饮食等原因所致酮症酸中毒。

（3）过量使用双胍类药物、酗酒、一氧化碳中毒、乳糖过量等原因所致乳酸酸中毒。

（4）感染、水分丢失过多、血糖控制不佳等原因所致高渗性昏迷。

（5）在糖尿病肾病基础上合并急性肾损伤或慢性肾衰竭所致毒素蓄积引起代谢性脑病。

（6）合并肾功能不全的情况下未按肾功能水平调整药物用量所致药物蓄积，如抗生素、镇痛药等。

（7）如果有透析治疗，还应考虑透析失衡综合征。

（8）并发脑血管意外，如脑卒中。

（9）合并神经系统疾病，如中枢感染性疾病。

8. 糖尿病肾病常见的胃肠道并发症有哪些

糖尿病病人常可因为糖尿病神经病变及微血管病变所致引起胃肠功能紊乱，甚至胃轻瘫，主要表现为：反酸、打嗝、腹胀、食欲差、腹部不适、腹泻、便秘或腹泻与便秘交替出现。此外在糖尿病肾病基础上合并急性肾损伤或慢性肾衰竭病人可能因为毒素在胃肠道蓄积引起恶心、呕吐、食欲下降，甚至胃肠道出血等并发症。也可并发不完全性肠梗阻。少数肾病综合征伴腹水病人可以出现原发性腹膜炎而引起腹痛、腹泻、发热等一系列症状及体征。

9. 糖尿病肾病出现心衰如何处理

大多数晚期糖尿病肾病病人因低蛋白血症、水肿等，常并发充血性心力衰竭。当病人出现活动后气喘等，提示出现了心衰症状，应尽早住院接受医师专业治疗。注意加强休息，严格控制水、钠的摄入量，平稳控制血糖、血压达标，合理应用利尿剂和强心药、降压药等。当心力衰竭病人疗效不佳时，应深入细致地探索其原因。这些更要专科医师及时介入及参与治疗，不能拖延，以免产生不良后果。必要时行透析治疗以改善心衰，尤其进行连续性肾脏替代治疗（CRRT）。血管紧张素转换酶抑制剂或血管紧张素 II 受体拮抗剂、新型 β - 受体阻滞剂及醛固酮受体拮抗剂"黄金三角"，可根据心衰严重程度及有无禁忌证而个体化选择。沙曲巴坦或缬沙坦钠片（诺心妥）适用于没有高钾血症及严重肾衰竭的射血分数低下的心衰，尤其伴高血压者。

10. 糖尿病肾病为何容易出现血栓栓塞

糖尿病肾病病人可出现低蛋白血症、有效血容量减少和高胆固醇血症及其他脂类增加，使血液浓缩，血液黏稠度增强，血液处于高凝状态。同时因存在多种凝血因子水平升高、纤维蛋白原增加、血小板功能异常，免疫炎症及血管内皮损伤，这些均是形成血栓栓塞的主要原因，所以对高危人群要进行血栓栓塞的排查，对高凝状态病人进行干预治疗，预防血栓栓塞的发生。

11. 糖尿病肾病出现低钠血症有何表现

低钠血症是指血清钠 <135mmol/L 的一种病理生理状态。低钠血症降低程度及降低速度不同,临床表现也各不相同。当血钠轻度下降时,可有疲乏、无力、尿少、口渴、头晕等表现;严重下降时可出现头痛、嗜睡、神志错乱、谵妄等神经精神症状,甚至四肢发凉、体温低、脉搏细数等休克表现;血钠在 48 小时内迅速降至 108mmol/L 以下,可致神经系统永久性损伤或死亡。有些糖尿病肾病病人过于严格限制钠的摄入,从而导致严重的低钠血症。

12. 糖尿病肾病为何会出现乳酸酸中毒

糖尿病肾病病人因各种代谢缺陷,平时就存在高乳酸血症。在出现急性并发症时,如感染、严重高血糖等,可造成乳酸急剧堆积,并出现乳酸酸中毒。另外,糖尿病肾病病人,常合并有心脏、肝脏等器官血供不良的慢性并发症,从而导致器官或组织长期氧供不足;病人糖化血红蛋白水平增高,更容易造成局部缺氧引起乳酸生成增加,而肝肾功能异常更影响乳酸的代谢、转化及排出,进而导致乳酸酸中毒。因此重症的糖尿病肾病病人应常规检测血清乳酸水平,以评估病情及指导治疗。

13. 糖尿病肾病为何容易并发急性肾损伤

糖尿病肾病病人由于肾脏代偿功能下降,各种感染、脱水、肾灌注不足、肾毒性药物等因素易导致急性肾损伤。而糖尿病病人全身靶器官不同程度的受累等原因,易并发感染等,也可引起变态反应性急性间质性肾炎。同时,并发糖尿病酮症酸中毒、心力衰竭、高血压、低血压等亦是糖尿病肾病病人发生急性肾损伤的诱发因素。糖尿病肾病病人常合并肾动脉病变,甚至肾动脉狭窄,在使用血管紧张素转换酶抑制剂或血管紧张素 II 受体拮抗剂时,也易诱发急性肾损伤的发生。

14. 糖尿病肾病病人外周动脉病变有哪些

糖尿病肾病病人外周动脉病变常见有上肢动脉疾病、下肢动脉疾病、颈动脉疾病和椎动脉疾病、肠系膜动脉疾病及肾动脉疾病等。在临床中,下肢动脉疾病最为常见,包括典型跛行、非典型症状、慢性肢体重度缺血(CLTI)及急性肢体缺血(ALI),可引起下肢出现静息痛、间歇性跛行、足趾部位出现溃疡，病情严重的病人可能会面临截肢的可能。脑血管疾病包括颈动脉疾病和椎动脉疾病，引起脑卒中、短暂性脑缺血发作（TIA）、急性单眼失明。上肢动脉疾病（UEAD）引起锁骨下动脉盗血综合征，劳损疼痛，无脉症，急性缺血。肠系膜动脉疾病引起慢性肠系膜缺血（CMI）及急性肠系膜缺血（AMI）。肾动脉疾病引起高血压及肾衰竭，

15. 糖尿病肾病病人外周神经病变如何处理

糖尿病肾病病人常见外周神经病变，通常为对称性，下肢较上肢严重，先出现肢端感觉异常，可伴痛觉过敏、疼痛；后期可有运动神经受累，出现肌力减弱甚至肌萎缩和瘫痪。

防治策略以全面控制共同危险因素为主，包括控制血糖与血压、纠正脂代谢紊乱、抗血小板治疗、控制体重、戒烟等。通常在综合治疗的基础上，采用营养神经等对症治疗措施可改善症状。最重要还是要做好预防，早诊断、早治疗，规范治疗。早期积极有效进行神经修复治疗很重要，包括甲钴胺及 α – 硫辛酸（抗氧化治疗）、贝前列腺素钠改治疗善微循环以及改善代谢异常的措施等。

16. 糖尿病肾病并发神经源性膀胱如何诊断与处理

糖尿病神经源性膀胱是糖尿病并发症之一。在排除脑及脊髓病变、膀胱肿瘤、前列腺增生等情况下，结合有糖尿病病史、血糖控制不良，有尿失禁、排尿困难、尿潴留等症状，或合并有糖尿病其他慢性并发症，以及 B 超残余尿测定、膀胱镜检查和压力检测等异常，即可诊断。

处理原则：

（1）首先控制血糖，就要用胰岛素或者口服降糖药物，把血糖控制在目标范围。

（2）训练逼尿肌功能，养成按时饮水及排尿的习惯。

（3）药物治疗，包括胆碱能制剂、营养神经药物等。

（4）局部的理疗，包括膀胱的按摩以及盆底的康复训练等。

（5）手术治疗，膀胱造瘘、尿道吊带术等。

17. 糖尿病肾病伴肾动脉狭窄的原因与对策

2型糖尿病病人由于糖代谢紊乱、血管病变，易发生肾动脉硬化，持续进展会导致肾动脉狭窄，且极易引起缺血性肾病。

临床怀疑肾动脉狭窄时，可先做肾动脉彩色多普勒超声检查，彩超高度提示肾动脉狭窄时，再做CT血管造影检查或磁共振血管造影检查，进一步验证初筛结果。若上述检查都支持肾动脉狭窄的诊断，则可最后行肾动脉造影明确，并同时行肾血管成形术（PTRA）及肾动脉内支架植入术（PTRAS）等治疗。

如果病人不适合PTRA或PTRAS或不愿接受上述介入治疗可采取内科保守综合治疗。内科保守综合治疗包括基础治疗与药物治疗。基础治疗，即：对动脉硬化高危因素的控制，如戒烟，以及高血压、高血脂的治疗，有利于预后。药物治疗包括阿司匹林、他汀类降脂药、长效降压药（钙离子通道拮抗剂、β-受体阻滞剂、血管紧张素转换酶抑制剂及血管紧张素Ⅱ受体拮抗剂）。血管紧张素转换酶抑制剂及血管紧张素Ⅱ受体拮抗剂对双肾动脉狭者是禁忌证，而对单侧肾动脉狭窄者可小剂量合理使用。

18. 糖尿病肾病病人视网膜病变如何处理

糖尿病肾病和糖尿病视网膜病变都是糖尿病微血管并发症，发病率高、危害大，糖尿病视网膜病变是成人致盲的首位原因，两者发病具有一定的平行性，糖尿病肾病病人糖尿病视网膜病变相对更为常见。因此，对于糖尿病肾病病人要密切监测眼底情况，定期到眼科检查眼底。在治疗方面，早期仍以控制血压、血糖为主，良好的血压和血糖控制可以延缓糖尿病视网膜病变的进展。根据糖尿病视网膜病变发展的不同阶段，酌情应用各种激光疗法可以防止视力进一步下降。利用氙弧光或氩激光使组织蛋白物质凝固的激光凝固法，在治疗视网膜剥离和清除视网膜异常血管或眼内肿物，有较好的疗效。抗血管内皮生长因子和糖皮质激素药物眼内干预治疗是糖尿病视网膜病变治疗新方法。

七、糖尿病肾病进展的影响因素

1. 影响糖尿病肾病进展的因素有哪些

目前认为，影响糖尿病肾病病人预后的主要因素是蛋白尿。蛋白尿的量及持续时间明显影响病人的预后。糖尿病肾病的蛋白尿根据病变进展程度，依次出现微量白蛋白尿、临床蛋白尿、严重蛋白尿。这3种蛋白尿的发生和演变是一个渐进的过程，一旦出现大多会持续进展。伴随着蛋白尿逐渐明显，病情也会不断加重，从而出现水肿、低蛋白血症、高血压等表现，并且很快会出现肾衰竭。

血糖是另外一个重要因素，持续的高血糖会引起肾小球高压力、高灌注、高滤过的"三高"状态，通俗地讲，是让肾脏负担加重，负荷工作。这种情况若持续存在，会导致肾小球硬化和纤维化，最后发展为尿毒症。高血压也是另一重要因素，大多数糖尿病肾病病人都合并有高血压，可通过升高肾小球内压力而加重蛋白尿的排出，加速肾脏病变进展和促进肾功能恶化。高血脂可通过改变血黏度和红细胞脆性而引起肾脏损害。

另外，高蛋白饮食、吸烟、肥胖等也都可以在一定程

（关天俊，魏立新）

度上影响糖尿病肾病的预后。各种感染、滥用药物等同样可造成糖尿病肾病的进展。此外要避免糖尿病肾病病人发生急性肾损伤，急性肾损伤也是个影响其进展的独立危险因素。

2. 血压与糖尿病肾病有关联吗

高血压和糖尿病肾病可互相促进。一方面，高血压通过系统血压传递到肾小球毛细血管床，使球内压增高，滤过压增高，从而导致和加重肾小球硬化。高血压可使尿白蛋白水平正常的 2 型糖尿病病人尿白蛋白渐进性增加，并使临床糖尿病肾病的病人肾功能进行性恶化。通过抗高血压治疗可阻止或延缓上述两个过程的发生和发展。另一方面，糖尿病肾病病人由于蛋白尿的漏出，可激活肾脏的肾素－血管紧张素－醛固酮系统，以及水、钠在体内潴留，导致高血压的产生。而且随着糖尿病肾病的进展，高血压的发病率会越来越高。

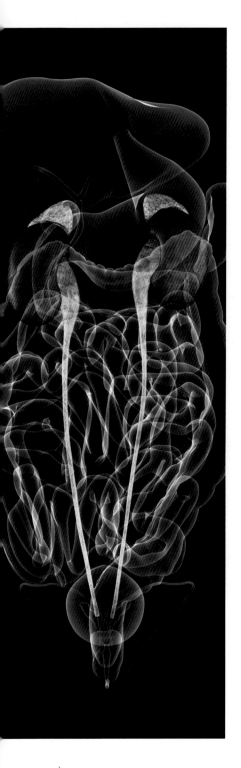

3. 临床上采取哪些措施可延缓糖尿病肾病的进展

（1）合理膳食：限制蛋白质摄入量是延缓糖尿病肾病进展的重要手段之一，应根据肾病发展的不同阶段采取不同限量。少盐饮食可帮助控制血压和水肿。

（2）戒烟：吸烟会加速肾功能下降。吸烟的糖尿病肾病病人肾功能衰退速度比不吸烟病人快得多。因此，如果有吸烟习惯，应尽早戒掉。

（3）防治泌尿系感染：糖尿病肾病病人易发生泌尿系感染。发生泌尿系感染后要进行正规的抗生素治疗，以免使原本已受损的肾脏"雪上加霜"。

（4）避免使用损伤肾脏的药物：有些药物会损害肾功能。以肾脏排泄为主的药物，肾功能不全者不宜服用。因此，服药前一定要阅读说明书或向医生咨询。

（5）控制好血糖：血糖控制越理想，患糖尿病肾病的机会越低。

（6）控制高血压：积极控制高血压，严格达标。已有血压高者要在医生指导下坚持服用降压药。尿蛋白 <1.0g/d 者，血压控制在 <130/80mmHg；尿蛋白 >1.0g/d，血压控制在 <125/75mmHg。

（7）控制高血脂：低密度脂蛋白及胆固醇增高都是发生蛋白尿的危险因素。因此有血脂紊乱者，还应进行调脂治疗。

（8）控制蛋白尿：一旦出现微量白蛋白尿，不管有无高血压，都要在医生指导下服用血管紧张素转换酶抑制剂或血管紧张素受体阻滞剂类药物。不仅能降血压，还能减少尿白蛋白，延缓肾损害的进展。

4. 感染与糖尿病肾病进展存在何种联系

糖尿病肾病病人容易发生感染。高血糖有利于链球菌、大肠埃希菌和肺炎球菌等细菌的生长繁殖，引起肺部感染、尿路感染、皮肤感染等。这是由于高血糖时中性粒细胞趋化、吞噬、杀菌能力降低，使机体对感染的抵抗力降低。此外，糖尿病肾病病人体内代谢紊乱，多种免疫球蛋白生成减少，导致机体防御功能缺陷，使病人极易感染。大小血管的功能不全导致末梢组织的血流降低，局部高血糖也有利于细菌生长。糖尿病肾病出现大量蛋白尿时免疫球蛋白可从尿中丢失，从而导致血中 IgG 水平下降，抵抗力降低。

感染又促进糖尿病肾病病情进一步恶化，感染不仅会引起糖尿病难以控制，更引起蛋白尿增加，导致肾功能进一步恶化。

因此，感染与糖尿病肾病会互相影响，加重病情，导致病死率增加。

5. 哪些药物可加速糖尿病肾病的进展

（1）非甾体类消炎药及解热镇痛药：市面上很多"退烧药""止痛药""感冒药"里都含有这些成分，比如布洛芬、对乙酰氨基酚、吲哚美辛、双氯芬酸、尼美舒利等。

（2）抗生素：比较容易伤肾的抗生素包括氨基糖苷类如阿米卡星、庆大霉素、链霉素、万古霉素、两性霉素，其他不太常见的可能伤肾的抗生素还包括青霉素、头孢类抗生素等。

（3）抗肿瘤药：无论是传统的化疗药物如铂类、甲氨蝶呤、丝裂霉素、吉西他滨，还是新型的抗肿瘤药物如贝伐珠单抗等，均可损伤肾脏。

（4）免疫抑制剂：免疫抑制剂在器官移植和自身免疫病领域应用也很广泛，其中环孢素、他克莫司、西罗莫司等也可能有肾毒性。

（5）金属制剂：有些药物可能含金属及其络合物，也可能损伤肾脏，比如青霉胺、碳酸锂等。

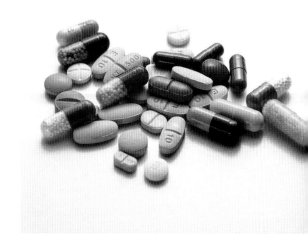

（6）造影剂：当病人接受增强 CT 检查或者进行血管介入操作时，都需要使用造影剂来显影，这些造影剂都需要通过肾脏排泄，可能导致肾损伤，所以要避免不必要的检查和治疗。

（7）含有马兜铃酸成分的中药材具有肾毒性，如马兜铃、关木通、天仙藤、青木香、广防己、汉防己、细辛、追风藤、寻骨风、淮通、朱砂莲等。还有一些含马兜铃酸的中药制剂，包括中成药如朱砂莲胶囊、冠心苏合丸等长期服用也会引起肾衰竭。

（8）其他：利尿剂如甘露醇，抑酸药如奥美拉唑等，抗甲状腺药物丙硫氧嘧啶，抗癫痫药物苯妥英钠、卡马西平等，均可能损伤肾脏。

6. 糖尿病肾病病人发生过敏时该如何处理

发生过敏时，尽量寻找出过敏源，并避免再次接触。对于一般的皮肤过敏，可以使用抗过敏药物，如氯雷他定、西替利嗪等；对于流鼻涕、打喷嚏等，可采用外用的方法，如鼻腔冲洗、激素喷鼻剂等；如发生严重的过敏反应，如呼吸困难、窒息等，需要及时就医治疗。必要时可使用糖皮质激素治疗，尽管可能会导致血糖升高。在使用糖皮质激素治疗的同时应及时调整降糖药物或胰岛素的剂量。

7. 糖尿病肾病病人发生尿潴留应如何处理

应鼓励病人进行定时排尿训练。不论有无尿意都应每隔 2 ~ 3 小时定时排尿 1 次，并于排尿时用手压迫小腹，使尿液尽量排净。

另外可选择合适的药物治疗。

（1）可以选择性作用于后尿道、膀胱颈、前列腺部的 α 肾上腺受体阻滞剂，如哈乐。

（2）增加胆碱能神经递质活性，以利于增强膀胱逼尿肌收缩力，促进逼尿肌收缩，减少残余尿。

（3）使用神经营养药物，如甲基维生素 B_{12}。

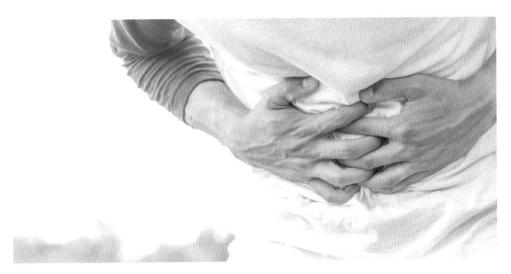

（4）如果并发神经源性膀胱，则可采用间断导尿法，即由医务人员或病人自行操作间歇导尿。间歇导尿是指在无菌或清洁的条件下，定时将导尿管经尿道插入膀胱内，使膀胱能够有规律地排空尿液的方法。间歇导尿能够使膀胱达到周期性的扩张和排空。计划饮食、联合记录每小时尿量，可帮助病人在较短的时间内准确掌握间歇导尿的时间点。

最后，对于有大量残余尿、保守治疗无效的病人，可行外科手术治疗，如耻骨上膀胱造瘘术。

8. 糖尿病肾病病人发生胃肠炎应如何处理

糖尿病肾病病人要改善膳食结构，宜低脂、低糖、高纤维素饮食，忌刺激性食物，同时遵医用药缓解临床症状。腹泻轻微者可服用抑制胃肠液分泌类的药物如抗胆碱和阿片类药物：山莨菪碱、洛哌丁胺及地芬诺酯等；若检查提示为细菌感染性腹泻，可服用阿莫西林、克拉维酸、四环素等广谱抗生素；急慢性腹泻者需同时服用调整肠道菌群类药物如嗜乳酸杆菌、干酪乳杆菌、双歧杆菌、布拉酵母菌等益生菌制剂；对伴有自主神经病变者，需给予抗氧化剂或神经营养支持治疗；部分胃肠蠕动障碍者可服用多潘立酮、甲氧氯普胺等促进胃肠蠕动，抑制小肠细菌过度生长。应及时评估病人的有效容量情况，如果出现有效容量不足，则要及时补充液体，但不宜补充含钠液体，应用5%葡萄糖水，并加相应剂量的胰岛素，避免容量不足导致的急性肾损伤，而导致糖尿病肾病的加重。

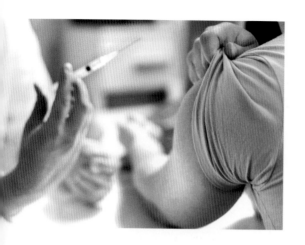

狭窄，尤其老年人，所以，一般认为，糖尿病肾病病人使用血管紧张素转换酶抑制剂（ACEI）前，应先行肾动静脉彩超检查以评估有无肾动脉狭窄及程度。需评估容量状态、避免与利尿剂、非甾体类抗炎药等合用。

病人开始血管紧张素转换酶抑制剂（ACEI）治疗后 1~2 周复查血肌酐，如果血肌酐急剧增加 >50%，则停用 ACEI；若血肌酐升高 ≥ 30%，但 <50%，则 ACEI 剂量减半；若血肌酐较基线水平升高 <30%，则可继续安全使用 ACEI。以上情况，2~4 周后均应再次复查血肌酐和电解质情况。

9. 糖尿病肾病病人高凝状态应如何处理

首先，病人需低脂饮食、戒烟、控制体重、适当活动、避免长期卧床。其次，需要使用抗凝剂进行治疗，可使用普通肝素或低分子肝素。还可使用抗血小板聚集的药物，如多潘立酮、阿司匹林或氯吡格雷片。要定期检测凝血 4 项和 D-二聚体，指导治疗，以上措施可有效预防糖尿病肾病病人出现脑血栓及其他部位血栓栓塞等并发症。

10. 糖尿病肾病病人使用血管紧张素转换酶抑制剂治疗后出现血肌酐升高应如何处理

糖尿病肾病病人常常合并肾动脉的病变、动脉粥样硬化，甚至肾动脉严重

11. 糖尿病肾病血尿酸升高能服用痛风灵吗

目前对于痛风灵尚缺乏足够循证医学证据支持其有效性及安全性，故不推荐糖尿病肾病血尿酸升高者使用痛风灵。

正规的痛风灵含杜仲、鸡血藤、雪松果、天麻、沉香、玉桂、田七、麝香等 30 余种名贵中药，具有活血化瘀、活血通络等作用，用于治疗痛风、风湿性关节炎等，但国内正规厂家均没有生产此中成药，而香港产的所谓公牛牌的痛风灵 2013 年出现假冒产品，实际上含 13 种西药，包括阿司匹林、地塞米松、双氯芬酸钠、吲哚美辛等，其中吲哚美

辛成分含量高达 72mg/g，吲哚美辛是一种止痛药，长期使用可引起肾功能不全等问题，在临床工作中遇到许多病例均为长期服用所谓"痛风灵"治疗痛风而来就诊时出现肾功能不全甚至肾衰竭的病人，教训十分深刻。

12. 糖尿病肾病血尿酸升高应如何处理

高尿酸血症与糖尿病肾病之间相互促进，糖尿病肾病升高尿酸浓度，而高尿酸血症是糖尿病肾病进展的危险因素。尿微量白蛋白排泄率增加，提示糖尿病肾病早期，此时血尿酸已有升高，但是仍在正常范围内；随着糖尿病肾病的进展，肾小球滤过率下降，尿酸清除率下降，血尿酸水平升高，而且血尿酸水平越高，尿蛋白排泄得越多；升高的血尿酸在肾小管引起炎症反应及氧化应激、肾小管上皮细胞和内皮细胞损伤等，促进糖尿病肾病的进展。血尿酸与糖尿病肾病之间相互影响，加重高尿酸血症和糖尿病肾病。

糖尿病肾病血尿酸升高时治疗上包括：

（1）首先可以采取低嘌呤饮食，严格限制动物内脏、海产品、肉类等高嘌呤食物摄入。

（2）多饮水（建议食用脱脂奶和低热量酸奶），维持尿量每日在 2000~3000ml，促进尿酸排出，食用含果糖少的水果（樱桃、草莓等），戒酒、戒烟、规律运动等非药物治疗。

（3）规律监测血糖，合理降血糖治疗。

（4）当血尿酸 >480μmol/L 时启动降尿酸药物治疗，根据肾小球滤过率选择合适的降尿酸药物治疗。主要有非布司他、别嘌呤醇及苯溴马隆 3 种。但糖尿病肾病伴有心血管疾病时要注意非布司他的副作用问题。

（5）碱化尿液，在肾功能正常、没有水肿情况下可以进行，如果严重水肿或心功能不全则要慎用。

13. 糖尿病肾病血脂高要处理吗

高脂血症会增加糖尿病肾病病人胰岛素抵抗，使血糖控制难度增大；加重蛋白尿和肾小球及肾小管间质纤维化的进展，导致肾功能下降，增加心血管并发症的发生。因此，积极纠正糖尿病肾病病人体内脂代谢紊乱，对糖尿病肾病病人具有重要意义。

治疗首先要改变不良生活方式，如进行规律合理的运动，低脂饮食及戒烟等，这是有效治疗的前提。在非药物治疗的基础上，在医师指导下合理使用降脂药物控制血脂，如他汀类降脂药物。

14. 糖尿病肾病进展与性别有关吗

性别对于糖尿病肾病的预后影响尚无定论。研究表明，超过55岁的女性脉压较男性更高，这可能与绝经后妇女较低的雌激素水平导致血管硬化加快有关。然而，也有研究发现，男性是糖尿病病人死亡的独立危险因素，较女性风险增加57%，这可能与男性吸烟、体质量指数较高等因素有关。目前的研究中并未发现性别与糖尿病肾病的进展及预后相关。

15. 我国糖尿病肾病与西方糖尿病肾病进展因素有何差异

研究表明，年龄、贫血、糖基化血红蛋白水平、高血压、血脂、尿蛋白、吸烟、血尿酸升高、营养状况、慢性炎性反应 – 氧化应激状态、心血管并发症的存在等相关因素，与糖尿病肾病的进展速度密切相关。中西方由于经济、文化、种族、地域、生活及饮食习惯、医疗水平等方面的差异，使得我国糖尿病肾病防治形势更加严峻。我国大部分人对于健康的认知不足，导致很多危险因素如高血压、糖尿病没有得到很好的控制，使得肾功能进一步下降，因此加强健康宣传教育对于糖尿病肾病的防治至关重要。

国内通常采用中医药治疗来延缓糖尿病肾病的进展，北京中日友好医院李平教授团队已证实了糖尿病肾病从气阴两虚到阴阳两虚，最终气血阴阳俱虚的中医证型演变规律，提出从肝论治糖尿病肾病的治疗思路，开发的柴黄益肾颗粒和糖肾方具有肝肾保护作用。临床对照研究证实在血管紧张素转换酶抑制剂或血管紧张素Ⅱ受体拮抗剂的基础上加糖肾方，具有进一步降低蛋白尿、延缓糖尿病肾病进展的作用。

16. 糖尿病肾病病人围手术期应注意什么

当糖尿病肾病病人在围手术期，由于组织的分解、横纹肌溶解、输血、酸中毒时可能会造成高血钾；而腹泻、呕吐等可能造成体液的减少和低血钾，许多肾功能受损失代偿期的病人都伴有慢性酸中毒，外科疾病可能加重这种酸中毒，发生高血钾、心肌抑制和心律失常的危险增加。

糖尿病肾病病人的围手术期需要注意以下几个问题。

（1）控制血糖：对1型糖尿病和2型糖尿病病人，均应行严格的血糖控制，将血糖控制在6.7~10mmol/L。术前禁食者予以胰岛素＋葡萄糖＋钾溶液以供给能量，避免机体能量失衡和酮体产生，手术前、中、后要行血糖监测，饮食恢复后则应恢复餐前胰岛素皮下注射，将血糖控制在理想范围。

（2）维持水、电解质及酸碱平衡：及时发现并纠正水、电解质及酸碱平衡的紊乱。

（3）结合手术性质、大小及病人的具体情况，尽可能选择对糖代谢及肾功能影响较小的麻醉方法和麻醉药物。

（4）防止感染：糖尿病肾病肾功能不全者，由于体液免疫功能下降及机体抵抗力降低，且高血糖导致白细胞移动缓慢、杀菌能力差而易并发感染，应及时抗感染治疗。

（5）防治急性肾损伤：保持充足的有效循环容量对于预防围手术期急性肾损伤具有重要意义。当发生急性肾损伤时，要及时纠正可逆的病因，预防进一步损伤，维持水、电解质、酸碱平衡，选用无肾毒性的抗生素等。

17. 哪些因素可诱发糖尿病肾病病人发生急性肾损伤

（1）有效血容量不足或肾脏局部血供急剧减少：肾脏是血液需求量非常大的器官，当全身血容量不足，势必会影响肾脏供血。导致血容量不足的情况非常多，如呕吐、腹泻、失血、过度利尿，过度出汗、烧伤等。

（2）感染：感染是激发免疫反应常见的诱因，激发病人异于常人的免疫反应，从而诱导肾脏损伤。在扁桃体炎、牙周炎、胃肠炎、尿道炎等各种感染时，都可能引起糖尿病肾病病人血肌酐升高，造成急性肾损伤。

（3）使用肾毒性或者过敏性药物：不论中药西药，肾脏是大多数药物及其代谢产物的排泄器官，本身就容易受到肾毒性药物伤害；另一方面，糖尿病肾病病人清除药物能力下降，又比常人更容易发生药物性肾损伤。也有些药物本身的肾毒性并不大，但病人对这类药物过敏也可以引起肾伤害。"消炎药"（抗生素）、止痛药、胃药、造影剂、中药秘方是引起急性肾损伤的常见药物。

（4）严重高血压未控制：肾脏是高血压最容易攻击的靶器官之一，一些病人平时不注重监测和控制血压，等到有头疼、视物模糊这些严重高血压症状才就诊，发生在糖尿病肾功能不全的基础上，进一步加重了肾损害。

（5）肾结石等尿路梗阻：泌尿系统是人体的"下水道"，肾脏就好像是出水的笼头，管道堵塞住了，笼头当然也不好受。肾结石、血凝块、尿道畸形等原因引起尿路梗阻，均可引起急性肾损伤。

18. 糖尿病肾病病人伴有睡眠呼吸暂停综合征要如何处理

糖尿病肾病病人伴有睡眠呼吸暂停综合征时，由于间歇缺氧，会引起肾功能损害：低氧血症、高碳酸血症刺激心血管中枢及化学感受器，使交感神经张力增高导致肾脏缺血，病人血黏滞度增加，使血流缓慢，易致微小血栓等，导致缩血管物质如儿茶酚胺、肾素－血管紧张素、内皮素分泌增多，均易导致肾损害。长期反复处于低氧血症，也会造成肾组织处于氧供不足的状态，造成肾损害进一步加重。

因此睡眠呼吸暂停综合征会加重糖尿病肾病病人肾功能损害，应早期干预睡眠呼吸暂停综合征。具体措施有：减重、戒烟、戒酒、侧卧睡眠、适当抬高床头、避免劳累、予以持续气道正压（CPAP）治疗，必要时手术。纠正糖尿病病人间歇缺氧状态，从而延缓糖尿病肾病的发生和发展。

19. 糖尿病肾病病人能吃止痛药吗

糖尿病肾病病人需根据肾功能情况谨慎使用止痛药，因为非甾体类药物是具有肾毒性的，如吲哚美辛、布洛芬、保泰松、扑热息痛等，长期服用此类药品会降低血流速度，影响肾脏微循环，严重时会加重肾功能的损害，因此糖尿病肾病病人如果肾功能不全者则不宜使用此类止痛药。

如果肾功能正常也只能短期小剂量使用，且使用此类药物时需监测肾功能变化。而一些阿片类药物主要经过肝脏、肾脏代谢，因此在肾功能下降时应注意调整剂量。当然是否发生肾损害也与个人体质有关，不管是哪种止痛药都不能长期服用，遇到疼痛难忍时应该到医院做详细的身体检查，千万不要盲目服用止痛药。

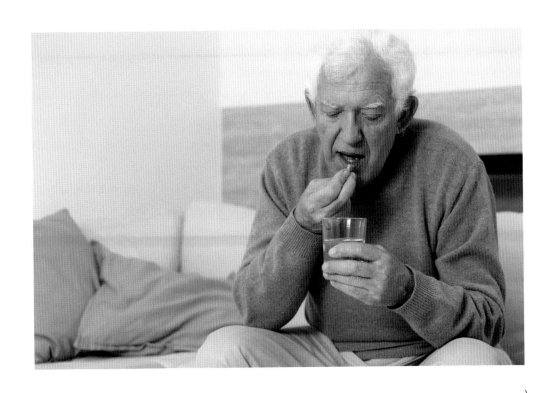

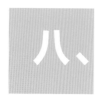

八、糖尿病肾病与感染

1. 糖尿病肾病病人为何容易发生感染

因为糖尿病本身会引起人体免疫力低下。人体内免疫系统主要由3种免疫细胞（B细胞、T细胞、NK细胞）维持正常的免疫。NK细胞则是3种免疫细胞中不需要抗原刺激就可以迅速投入到对抗入侵我们身体的异物的战斗中，可分泌细胞因子、趋化因子及杀伤介质如穿孔素及肿瘤坏死因子。NK细胞还可以通过控制"免疫细胞工厂"里成熟T细胞的数量（杀死胸腺中未成熟的T细胞），影响B细胞的发育和增殖来抑制免疫，起平衡免疫能力的作用。

NK细胞的活性主要靠IL-2细胞因子来保持。糖尿病病人的血液中会有一种叫"可溶性白介素2受体"的物质，会阻断IL-2与NK细胞接触，使NK细胞的活性降低。所以糖尿病肾病病人抵抗力低下，容易感染。此外糖尿病肾病大量蛋白尿时，免疫球蛋白IgG从尿中丢失，造成血IgG水平降低，也是抵抗力下降的原因之一。

（庄永泽，张勇）

2. 糖尿病肾病病人常见的感染有哪些

感染是糖尿病肾病病人常见的并发症，常见感染包括呼吸道细菌感染和肺结核、泌尿系感染和皮肤感染。

皮肤感染如体癣、指甲癣、足癣及疖痈等很常见，有时可酿成败血症。泌尿系感染中以肾盂肾炎、膀胱炎为多见，有时伴真菌性阴道炎。肺部感染可为细菌感染，也可为肺结核感染，肺结核发病率比常人高 3 ~ 5 倍。一旦患肺结核，易扩散及空洞形成。此外，也可并发胆囊炎、胆管炎、胆石症、牙周炎、牙龈脓肿及鼻窦炎等。

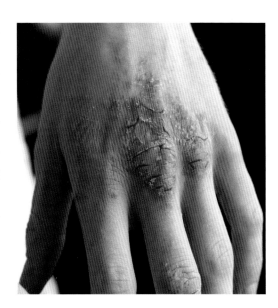

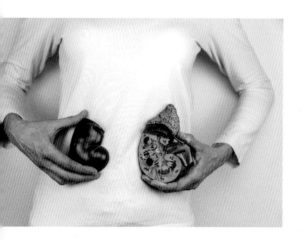

3. 糖尿病肾病病人为何容易发生尿路感染

（1）高糖是细菌很好的培养基，病人的尿液中含有比较多的葡萄糖，而这些葡萄糖有利于一些细菌的繁殖，这些细菌进入尿道后就很容易引起尿道的感染。

（2）糖尿病病人免疫功能下降，尤其是泌尿系统中用于抗感染的细胞因子，如 IL-6、IL-8 分泌明显下降。

（3）长时间大量蛋白尿也增加泌尿系感染的机会。

（4）糖尿病肾病病人低蛋白血症、尿量减少、外阴部水肿等，增加尿路感染的机会。

（5）长期高渗尿及多尿导致膀胱肌肉及神经功能异常，膀胱排空异常，甚至合并神经源性膀胱引起尿潴留，就更容易发生尿路感染。

4. 糖尿病肾病病人合并尿路感染如何治疗

首先要控制好血糖；其次进行清洁中段尿培养、菌落计数和药敏试验，根据药敏结果选用足量、敏感抗生素。若根据药敏试验应用足量、敏感抗生素仍然疗效不佳，需考虑有无梗阻及肾周脓肿存在。

此外，对无症状菌尿者不宜长期使用抗生素；对急性肾盂肾炎，应卧床休息，避免重体力劳动，予以胸腺肽皮下注射提高抵抗力，予以 2~4 周有效的抗生素治疗。对于高热、寒战、疗效不佳、合并梗阻者，要及时做血液培养，以明确是否合并菌血症或败血症。

长期使用抗生素治疗产生耐药性以及继发真菌感染病人，在清利湿热的基础上，根据病人正气虚损的不同程度而适度给予补养。

5. 糖尿病肾病病人上尿路感染容易出现哪些并发症

糖尿病肾病病人尿路感染容易反复发作，尤其上尿路感染者，特别是伴有肾结石的病人，处理不及时，或合并肾积水、输尿管梗阻时容易并发肾周感染及肾周脓肿、菌血症、败血症，甚至多脏器功能不全（MODS），以及远处感染灶形成。

6. 糖尿病肾病病人发生肺部感染如何诊断

糖尿病肾病病人出现咳嗽、咳痰、发热等症状，应及时做相应的检查，如 X 线（胸片）、胸部 CT、痰涂片、痰培养、C 反应蛋白（CRP）、降钙素原（PCT）等，以评估是否发生肺部感染。仔细肺部听诊等检查也有助于评估。

如果临床怀疑结核感染，则要查结核试验、结核抗体及结核感染 T 细胞检测。高度怀疑肺结核者，纤支镜肺泡灌洗液结核杆菌 PCR 检测有利确诊。如果病人以干咳为主、肺部 CT 为间质性肺炎改变，考虑病毒性肺炎。如果 14 天内有去过疫区（或境外回国人员）或新型冠状病毒感染病人接触史者，要考虑新型冠状病毒感染可能，进行咽拭子新型冠状病毒核酸检测或其抗体 IgG、IgM 检测，以帮助诊断。

7. 糖尿病肾病病人肺部感染的病原菌特点及危险因素有哪些

糖尿病肾病病人肺部感染发生率为 15.7% ~ 48.9%，发生感染的病原菌主要有肺炎克雷伯菌占 37.9%、肺炎链球菌占 24.1%、流感嗜血杆菌占 20.7% 等，年龄大、住院时间长、血糖高、营养不良、肾功能失代偿期等发生肺部感染概率高。而 COPD 史、HbA1c 高、尿毒症、容量负荷过多、低蛋白血症等为其独立的危险因素。

8. 糖尿病肾病病人出现带状疱疹如何处理

（1）消除精神紧张因素，避免过于疲劳，多休息，给以易消化的饮食和充足的水分。

（2）在饮食方面禁忌吃油腻的食物、海鲜及蛋类，家禽也尽量不吃，吃些清淡的食物。多食富含维生素类食品，如新鲜水果、蔬菜等。

（3）预防继发细菌感染，不要摩擦患处，避免水疱破裂。可外用 γ-干扰素喷雾剂、阿昔洛韦软膏，尽可能使水疱干燥，结痂。

（4）此病有自限性，会逐渐恢复，目前没什么特效药，治疗主要是对症处理，建议口服阿昔洛韦片、伐昔洛韦、维生素 B1、维生素 B12。

（5）配合注射胸腺肽提高免疫力。

（6）止痛药有普瑞巴林、加巴喷丁，营养神经可以用甲钴胺。

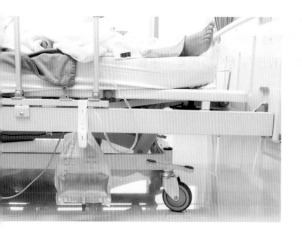

9. 糖尿病肾病病人常见的皮肤感染有哪些

（1）细菌感染。如毛囊炎、脓疱疮和痈等细菌感染。水肿病人出现丹毒，即 A 组 β 溶血性链球菌引起的一种累及真皮浅层淋巴管的感染，呈快速扩散的红斑且伴红、肿、热及痛。此外还可出现甲沟炎，一种指（趾）甲周围软组织的化脓感染。

（2）真菌感染。在口腔部位经常出现"鹅口疮"。鹅口疮是一种称为"念珠菌"的真菌感染引起的。皮肤上的癣病也是由于真菌感染造成的。容易发生手癣、体癣、股癣、足癣等癣病。

（3）带状疱疹。由水痘-带状疱疹病毒引起的急性感染性皮肤病，可见于糖尿病肾病病人。

10. 糖尿病肾病病人如何预防感染

（1）调高自身免疫力：加强锻炼、合理饮食、保证睡眠等。

（2）控制血糖到理想水平，使尿糖呈现阴性或微量。

（3）养成良好的卫生习惯：增加日常饮水、促进排尿，注意个人卫生，注意外阴局部卫生。做好皮肤护理、可应用温水擦洗，保持皮肤清洁，忌用肥皂和乙醇，勤换衣裤、被单。保持口腔清洁，

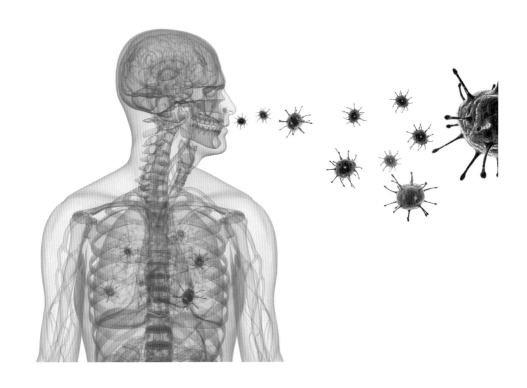

防止牙龈及口腔黏膜发炎。每晚用温水（39 ~ 42℃）泡脚 20 分钟，然后用软毛巾轻轻擦干，防止任何微小损伤。趾甲不宜过短，以免损伤甲沟引起感染。最后采取措施对水肿皮肤的保护、预防压疮。

（4）药物预防：纠正贫血、延缓器官衰竭。必要时口服匹多莫德、脾安肽口服液以及皮下注射胸腺肽等可提高病人的抵抗力等，尤其是反复感冒的病人。

11. 糖尿病肾病病人如何预防院内感染

糖尿病病人的院内感染发生率为 17.38%，而糖尿病肾病病人的院内感染发生率可高达 33.3%，且以上呼吸道感染占多数，其次下呼吸道感染、泌尿系感染及皮肤感染。年龄、病程、住院天数、血肌酐水平、eGFR、尿蛋白程度等为危险因素，尿蛋白是糖尿病肾病病人发生医院感染的独立危险因素，血白蛋白是保护性因素，对预测和预防医院感染有重要意义。因此，积极治疗糖尿病，控制血糖，注意营养及水、电解质平衡，多运动，增强抵抗力，保持皮肤、口腔及会阴部卫生，避免使用尿路器械，加强消毒隔离制度、加强基础护理、保持病区内空气新鲜、流通，严格探视制度，限制陪客、减少交叉感染，合理使用抗生素等措施均可有效预防院内感染。

12. 糖尿病肾病血液透析病人常见的感染有哪些

　　糖尿病肾病血液透析病人常见的感染包括肺部感染、泌尿系感染、肠道感染及皮肤感染，这些部位严重感染也可导致病原菌入血而引起菌血症或败血症。此外如果是临时导管或长期导管为血管通路进行血液透析者则可合并导管感染，引起菌血症或败血症。肺部感染多数以病原菌革兰阴性菌为主，而导管感染病原菌以革兰阳性菌为主。泌尿系统感染以大肠埃希菌多见。少数病人可出现动静脉内瘘处感染。

13. 糖尿病肾病病人皮肤破溃合并感染如何处理

　　（1）控制病人的血糖，保持血糖的正常稳定，这对于伤口的愈合非常关键。

　　（2）对局部创面进行处理：对皮肤溃烂部分的创面清洁，分泌物减少后需要用生理盐水纱布换药，一直到溃烂部分长出新肉芽为止。

　　（3）合理应用抗生素以防止伤口感染加重：依据破溃伤口分泌物细菌培养结果，选择敏感的抗生素治疗。对于全身抵抗力较差的糖尿病肾病病人皮肤溃烂者，需要遵医嘱给予抗生素以控制感染。

　　（4）改善全身营养状、使伤口尽快恢复和愈合，较为严重的溃疡，伤口长期不能够愈合，需要做好伤口的清创工作，及时清除伤口的坏死组织，清创后使用促进伤口愈合的药物。表皮生长因子凝胶、百多邦以及凡士林都可以预防伤口感染，促进伤口愈合。还可用于伤口换药以促进愈合。

14. 糖尿病肾病病人如何预防尿路感染

当糖尿病肾病病人患有尿路感染时，直接影响到糖尿病病人血糖的控制，甚至会发生酮症酸中毒等严重并发症。首先，应该将血糖控制到理想水平，使尿糖呈现阴性或微量，这样细菌就失去了繁殖的良好环境。其次，要注意环境和自身的卫生，尤其是女性由于尿路短，更易受感染，外阴的清洁卫生是很重要的。第三，要避免使用尿路器械，如导尿管等。当尿检 pH 值偏低，尿液呈酸性时，细菌生长繁殖很快，这时可多饮用矿泉水，或口服碱性药物如碳酸氢钠（小苏打）。要勤排尿，不要憋尿。

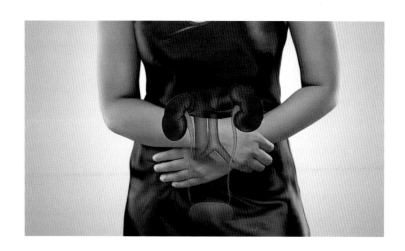

15. 糖尿病肾病病人容易得肺结核吗

糖尿病病人发生结核病的风险为正常人的 2~3 倍，可能与糖尿病病人微营养素缺乏、整体免疫功能损伤有关，糖尿病肾病病人更是如此。糖尿病肾病的病人患结核病的临床表现不典型，易被漏诊。结核病人中大多数是肺结核，易患部位是上肺，但糖尿病肾病病人结核常在中下肺，容易形成大面积渗出性改变，极易形成空洞。所以糖尿病肾病病人出现发热、咳嗽、咳痰等表现，或消瘦、乏力、盗汗等，均应考虑有肺结核的可能。

近年来肾脏病病人伴结核的发生率有所增加，有怀疑肺结核者要及时做胸部 X 线、CT 检查和痰液检查。肾脏病伴结核病人的痰菌阳性率增高，达 50%～70%，显著高于单纯肺结核病人。此外 T 细胞检测有助于协助诊断。

16. 糖尿病肾病腹膜透析病人如何预防腹膜炎的发生

糖尿病肾病病人由于本身的易感性，腹膜透析者发生腹膜炎的概率要高于非糖尿病肾病者。无菌观念差、操作不规范、导管护理不到位及居家环境污染是导致腹膜炎的主要原因，此外与胃肠道感染、机体抗病能力下降等因素有关。对糖尿病肾病腹膜透析病人及家属进行培训、纠正不规范的操作，加强饮食指导及导管出口的护理可降低腹膜炎的发生率。

腹膜透析的换液区需要有 $3m^2$ 左右的场地，应保持洁净干燥、光线充足，定时进行清扫及消毒。尽量避免在透析液中加入任何药物，如果必须加药时，要在严格无菌条件下进行。病人应注意个人卫生，经常洗澡，更换衣服，洗澡时防止导管口进水。应增强免疫功能，增加营养，避免肠道感染，注意饮食卫生，保持排便通畅。当然控制血糖也十分重要，应控制空腹血糖 < 7.8mmol/L，餐后血糖 < 11.1mmol/L，糖化血红蛋白 < 7%。

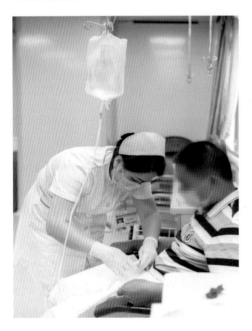

腹膜透析要警惕腹膜炎的发生

17. 糖尿病肾病病人患流行性感冒应如何处理

流行性感冒是由流感病毒引起的急性呼吸道传染。一般分为甲、乙、丙 3 型。甲型传染性最强，易变异，其症状为起病急，常发冷、发热（39℃以上），全身无力、肌肉酸痛，流涕不多。糖尿病肾病病人抵抗力差，容易患上流行性感冒，且容易变成重症感冒，甚至进展成急性呼吸窘迫综合征（ARDS）或并发细菌性肺炎，所以要积极治疗。

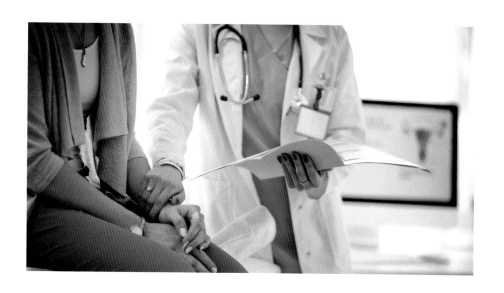

一般病人可以服用板蓝根颗粒、感冒清热颗粒或莲花清瘟颗粒冲剂治疗，高热、全身酸痛等这些症状可以选择一些解热镇痛的药物，如对乙酰氨基酚、布洛芬。多喝水，避免再次受风着凉。应保证充足的睡眠、合理饮食。重症病人在发病早期尽早口服奥司他韦抗病毒治疗3～5天，能够明显的缩短病程，改善预后。病情较重者要住院治疗。

18. 糖尿病肾病病人真菌感染有哪些

糖尿病肾病病人真菌感染主要以泌尿道和呼吸道为主，感染的真菌以白色念珠菌为主，非白色念珠菌感染的比例有所增高。皮肤黏膜真菌感染通常由白色念珠菌引起的念珠菌病。女性易发生外阴阴道炎。

症状、体征及胸部 CT 片检查可判断是否疑似真菌感染，结合以下检查帮助诊断。合格痰涂片真菌检查、合格痰液真菌培养。血液标本曲霉菌半乳甘聚醇抗原（简称 GM）检测、真菌细胞壁成分 1,3-β-D 葡聚糖（简称 G 试验）检测、支气管肺泡灌洗液镜检真菌菌丝或真菌培养等可有助于诊断。白色念珠菌、曲霉菌、肺隐球菌等为常见的真菌。

根据药敏结果选择合适抗真菌药物进行治疗，疗程通常两周，必要时延长疗程，氟康唑、伏立康唑、伊曲康唑、卡泊芬净、两性霉素脂质体等为常用的抗真菌药物。此外，皮下注射胸腺肽等以提高抵抗力。

19. 糖尿病肾病病人患支原体肺炎如何诊治

糖尿病肾病病人抵抗力差，可并发支原体肺炎。支原体肺炎是由肺炎支原体引起的以间质病变为主的急性肺部炎症。当病人出现干咳为主，伴发热、咽痛、肌痛、全身酸痛等，应怀疑支原体肺炎，外周血白细胞正常，肺部体征少，但影像表现明显，表现为云雾片状浸润，累及上肺或多个部位，且吸收较慢。支原体肺炎特异性抗体滴度呈4倍或4倍以上增高，可确诊。

治疗首选大环内酯类的抗生素，如红霉素、阿奇霉素等，其次为氟喹诺酮类、四环素类。治疗疗程10～14天，部分难治者延迟至3周。对大环内酯类抗生素72小时无效者要考虑大环内酯类抗生素耐药菌株感染的可能，换用氟喹诺酮类及四环素类抗生素。在使用抗生素治疗的基础上，可以配合使用肺宁颗粒、橘红颗粒等中成药进行治疗，同时注意适当喝水，避免食用辛辣刺激性食物以及过甜过咸的食物。不宜将肺部阴影完全吸收作为停用抗生素指征。

20. 糖尿病肾病病人合并感染时抗生素使用应注意哪些事项

（1）选择肾毒性小的抗生素：如青霉素类（青霉素、氨苄青霉素、哌拉西林等）、第三代头孢类（头孢噻肟钠、头孢哌酮钠、头孢曲松钠等）、新的大环内酯类（红霉素、阿奇霉素、罗红霉素等）。

（2）剂量问题：用药前要算出eGFR以评估肾功能情况，依据eGFR计算抗生素药物剂量，尤其从尿液排泄的抗生素。

（3）溶媒的选择：肾功能不全、心功能不全者要限制钠盐的摄入，应选用糖水作为溶媒，同时加胰岛素控制血糖。如果心功能及肾功能正常者则可以使用盐水配。

（4）与利尿剂合用问题：与利尿剂联合使用时可增加药物的肾毒性，要注意抗生素的剂量与疗程。

（5）二重感染问题：糖尿病肾病病人抵抗力差，易并发真菌感染，所以使用抗细菌治疗的疗程较长时，要注意真菌感染的预防及早期发现与处理。

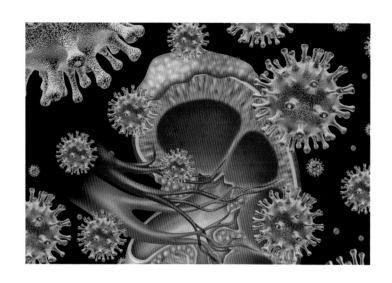

21. 糖尿病肾病血液透析病人为何容易肺部感染

糖尿病肾病病人免疫抵抗力较差，糖尿病肾病血液透析病人更是如此，且往往到合并心衰才开始透析。而心衰导致肺部组织水分增加，顺应性下降，排痰能力也减弱。许多病人年龄较大，体力差，常卧床，造成坠积性肺炎。糖尿病肾病病人长期采用血液透析治疗会严重破坏局部皮肤防御屏障功能，导致病人营养不良、贫血、机体免疫下降等。

有报道 168 例糖尿病肾病血液透析病人发生肺部感染 40 例。年龄、透析时间、血清白蛋白、营养不良、空腹血糖、住院时间及容量负荷是糖尿病肾病血液透析病人肺部感染的危险因素，应针对这些危险因素进行干预，以降低肺部感染的发生率。当病人肺部出现感染后，则会损伤病人肺部组织，并且加重病人体内的微炎症状态，影响病人的肺通气功能，加重肺部病变。因此对糖尿病肾病血液透析病人要积极预防肺部出现感染，防止病人肺功能出现恶化，影响病情及病人预后。

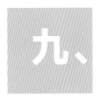

糖尿病肾病与妊娠

1. 糖尿病肾病病人能怀孕吗

患有糖尿病肾病的女性病人常常被告知：如果怀孕，体内的血液循环速度加快，血液量比妊娠前约增加 1/3 以上，会使心脏和肾脏负担进一步加重，怀孕后期还容易并发妊娠期高血压疾病，不仅使糖尿病肾病恶化，还会影响到胎盘的功能，导致胎儿宫内缺氧，导致畸形，引发早产、流产和死产，风险较大。所以需要慎重考虑。由国家肾脏病临床研究中心刘志红院士牵头制定的慢性肾脏病妊娠管理指南提出：伴有中重度肾功能损害的糖尿病肾病病人妊娠出现不可逆肾功能下降以及进展至肾病范围蛋白尿风险高，不推荐妊娠。

那患有糖尿病肾病的女性病人能怀孕吗？答案是：在对病情进行充分评估和控制的前提下，符合条件的糖尿病肾病的女性病人是可以正常怀孕生产的。

那么需要进行哪些方面的评估？主要包含以下几方面。

（1）肾功能情况：妊娠前肾功能正常，这是前提条件。严重肾功能不全的病人，如果怀孕可能造成永久性损害，并且肾功能不全对胎儿发育有不良影响，因此建议计划怀孕前进行肾功能和肌酐清除率的检测，如果血清肌酐 >265μmol/L 或肌酐清除率 <50ml/（min·1.73m^2）的话，建议避免怀孕。

（2）血糖、血脂、血压情况：应用胰岛素降血糖治疗，需使血糖维持在正常或接近正常范围内；血脂治疗以饮食控制为主，尽量不予应用降血脂药物治疗；血压尽量控制在 130/80mmHg 以内。如果病人符合上述条件，属于糖尿病肾病早期，加强血糖、血脂、血压管理的基础上，进行肾功能、尿蛋白的密切监测，母婴预后是良好的。

（3）蛋白尿程度：妊娠前蛋白尿要控制在较少的程度，至少不能达肾病范围的蛋白尿。

总之，能否怀孕要结合各个糖尿病肾病病人的具体病情，仔细评估其利弊与风险，一定要慎重选择。

2. 糖尿病肾病病人妊娠前应做什么检查和准备

糖尿病肾病病人妊娠前一定要做好相关的准备工作：

（1）相关检查：进行尿白蛋白、肾功能、血脂的检查，评估肾小球滤过率的水平，动态监测血压、血糖，评估是

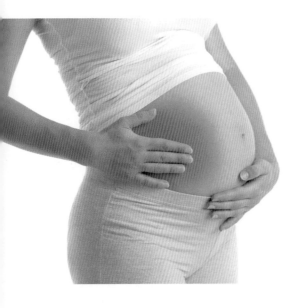

否控制达标，评估是否具备怀孕的条件。

（2）相关用药调整：①降糖药：应用胰岛素治疗，使血糖及糖化血红蛋白控制在正常范围内。②降压药：避免应用 ACEI 和 ARB 类降压药，宜应用硝苯地平、a–甲基多巴、肼苯达嗪降压，尽量使血压控制在 130/80mmHg 以内。③降脂药：尽量不使用降脂药，低脂饮食控制血脂。

（3）饮食控制：优质低蛋白、低脂肪饮食，适当限盐限水等。提倡优质低蛋白膳食是因为高蛋白会增加肾负荷，高氨基酸血症加重肾血流动力学变化，出现高过滤，加重肾脏损害，但须注意的是尽管限制蛋白摄入有利于保护肾脏，但妊娠期不能过度限制，否则会影响胎儿发育等。

3. 糖尿病肾病病人什么情况下才能妊娠

患有糖尿病肾病的女性必须在安全的情况下才可以正常妊娠。糖尿病肾病伴严重肾功能不全的病人（血清肌酐 > 265μmol/L 或肌酐清除率 < 50ml/min·1.73m^2），妊娠可能造成永久性肾损害；并且肾功能不全对胎儿发育有不良影响，建议尽量避免妊娠。

肾功能正常和轻度不全的病人计划妊娠前，一定要做好准备工作：①妊娠前应该对肾病做一个整体的评估，孕前确定尿白蛋白和肾小球滤过率的水平。②严格控制血糖、加强血糖监测，将空腹血糖控制在 3.9~6.1mmol/L，餐后血糖在 5.0~7.8mmol/L。③严格控制血压、加强血压监测，将血压控制在 130/80mmH 以下，至少停用血管紧张素转换酶抑制剂或血管紧张素受体拮抗剂半年以上，将降压药替换为甲基多巴或钙离子拮抗剂。④开始口服叶酸。⑤停用口服降糖药物，改为用胰岛素控制血糖。⑥停用他汀类降脂药物。

4. 糖尿病肾病病人何时应终止妊娠

糖尿病肾病病人妊娠期间出现以下情况，应考虑终止妊娠：①早孕时伴有高血压、冠状动脉硬化、肾功能减退或有增生性视网膜病变者。②妊娠期经及时治疗不能有效地控制糖尿病肾病进展，同时发生重症妊娠期高血压疾病、羊水过多、眼底动脉硬化及严重的肝肾功能损害者。③合并子痫、高血糖酮症酸中毒、低血糖昏迷时间较长，危及母子安全。④胎儿宫内发育停滞及畸形等。

此外，如允许继续妊娠的病人应在高危门诊检查与随访：孕 28 周前，每月检查 1 次；孕 28 周后，每 2 周检查 1 次。每次均应做尿糖、尿酮体、尿蛋白、肾功能以及血压和体重的测定。在严密监测下，无母儿合并症者，妊娠 38 ~ 39 周终止妊娠；如果出现母儿合并症者，严密监护，适时终止妊娠，必要时完成促胎儿肺成熟，如果出现胎儿宫内窘迫可以选择提前终止妊娠。

5. 糖尿病肾病病人怀孕了饮食应注意什么

作为母亲当然希望为孩子提供足够的营养，但糖尿病肾病的病人怀孕了应当比普通孕妇更为注意饮食控制。在怀孕早期不需要特别增加摄入，而血糖控制不良反而会大大增加胎儿畸形的风险。

每日所需热量应按照体重计算：体重 ≤ 标准体重的 120% 者需 150~167kJ（36 ~ 40kcal）/kg，120% ~ 150% 标准体重的为 100kJ（24kcal）/kg，＞ 150% 的为 50~75kJ（12 ~ 18kcal）/kg。热量分配：碳水化合物 40% ~ 50%，蛋白质 20%，脂肪 30% ~ 40%，根据孕妇的饮食特点可分按早餐 10%，晚餐及午餐各 30%，点心 3 次共 30%。蛋白质摄入过多会增加肾脏负担，每日不应超过 1.2g/kg。

细心的妈妈可以查一下常见食物（如米、牛奶、鸡蛋、苹果等）的热量资料，以便更好地制订食谱。通过规律监测血糖，了解自己的血糖情况，并及时向产检医师反馈血糖情况。同时千万不要忘记根据检查结果及产检医师的提示，补充必要的维生素、铁剂、叶酸等。水盐的摄入要根据肾功能情况及水肿情况而定，有水肿和高血压者严格控制钠的摄入，不超过 3g/d；伴肾功能不全者不超过 2g/d。

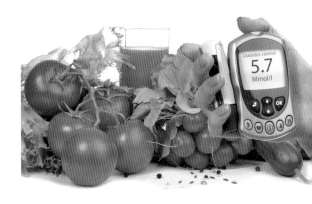

6. 糖尿病肾病合并妊娠时应如何保健

糖尿病肾病妊娠的过程较普通孕妇更为艰难、风险更高，因此孕妇需调整好心态，不过分紧张又不掉以轻心。

（1）对母体方面：①妊娠时全面评估肝肾功能、营养状态、贫血状况、尿蛋白定量、肾脏大小等，之后应严格遵守产检要求，定期肾功能、尿蛋白情况等，如有恶化迹象应根据医师建议给予相应处理。必要时终止妊娠。②注意自我血糖监测，如有必要应使用胰岛素协助血糖控制。③注意血压监测，在妊娠的早中晚期进行血压与眼底的监测也很有必要。④密切监测肾脏病的进展情况，给予低蛋白饮食加复方 α-酮酸的治疗，必要时终止妊娠，以保护母体安全。

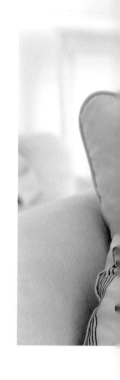

（2）对胎儿方面：①由于糖尿病孕妇中胎儿患有先天性心脏病及神经管缺陷发生率分别居第一、二位，因此有条件需行胎儿超声心动图及羊水和母血甲胎蛋白测定以提高检出率。②糖尿病孕妇的胎儿容易发生畸形及发育迟缓，应重视彩超检查以排除胎儿的畸形并核对胎龄，妊娠晚期每周复查一次彩超检查。③孕中期开始每周监测一次胎心，孕晚期开始每周监测两次，如发生异常应及时就诊。

7. 妊娠对糖尿病肾病病人有何影响

以往认为糖尿病肾病一旦合并妊娠，将进一步加重肾脏的负荷，致使糖尿病肾病病情恶化。但近几年临床观察发现，对于糖尿病肾病病人在加强血糖、血脂、血压管理的基础上，严格进行围生期监测，母婴预后是良好的。但对于未能接受彻底治疗的糖尿病肾病女性，其糖尿病肾病症状未得到缓解，并伴有高血压和蛋白尿，那么妊娠后会导致肾小球滤过率下降、尿蛋白增加，而且妊娠后期易并发妊娠期高血压疾病。

特别对于严重肾功能不全的病人 [血清肌酐 >265μmol/L，或肌酐清除率 <50ml/（min·1.73m²）]，妊娠可能造成永久性肾损害，并且肾功能不全对胎儿发育有不良影响。有时在妊娠早期还看不出明显的影响，到妊娠 7 ~ 8 个月才显现出来，可导致急性肾损伤，甚至 HELLP 综合征（即以溶血、肝酶升高和血小板减少为特点）等严重并发症。

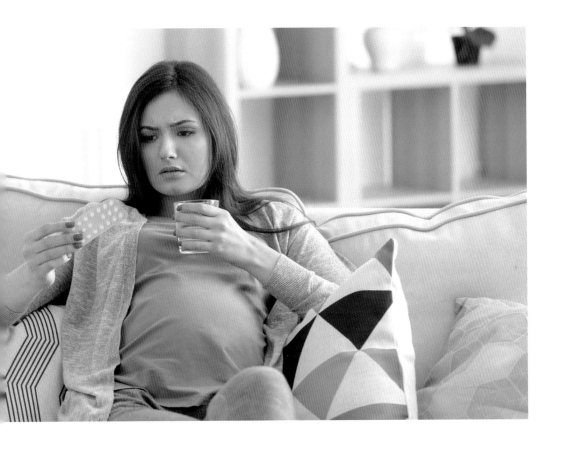

8. 糖尿病肾病病人妊娠对胎儿有何影响

（1）早产：糖尿病肾病的先兆子痫发生率大于 64%，先兆子痫常伴早产，约 45% 在 34 周之前早产。

（2）胎儿宫内发育迟缓：由于糖尿病肾病病人对妊娠耐受力差，胎盘功能障碍导致胎儿营养物质及氧分得不到充分保障，致胎儿宫内发育迟缓。

（3）畸胎率高：糖尿病妊娠者畸形胎儿发生率为正常妊娠的 2~3 倍。畸形多见于骨骼、心血管及中枢神经系统。

（4）围生儿死亡率增加：由于胎盘功能不良，供氧量减少，易引起胎儿宫内窒息、死亡。

此外，也有报告指出约 20% 的糖尿病肾病母亲所生孩子有神经运动性阻滞，而出生时体重低于 2kg 者，神经发育问题较为突出。

9. 糖尿病肾病妊娠病人的注意事项

（1）计划妊娠的妇女，妊娠前要尽量控制血糖水平，HbA1c < 6.5%（如应用胰岛素者，可以 < 7%）；如果 HbA1c > 8.0% 则建议先控制血糖再妊娠。

（2）妊娠前应该对肾病做一个整体的评估，确定 24 小时尿蛋白和肾小球滤过率的水平，对轻度病人，尿蛋白 < 1.0g/24h，肾功能轻度异常，妊娠可造成暂时性肾功能减退，已出现严重肾功能不全的（血清肌酐 > 265μmol/L）或肌酐清除率 < 50ml/（min·1.73m²）的病人，妊娠可能造成永久性损害；并且肾功能不全对胎儿发育有不良影响，建议肾功能不全的病人不要妊娠，另外如伴有高血压、冠状动脉硬化、有增生性视网膜病变者，则应考虑终止妊娠。如允许继续妊娠，应在妊娠期间监测一些指标如尿糖、尿酮体、尿蛋白以及血压和体重的变化，随时监测病情的变化，以便做出处理。

（3）妊娠期间要加强对血糖、血脂、血压的管理，妊娠期间可通过饮食、运动的方法控制血糖在正常范围内，若控制不佳，应该使用胰岛素降糖治疗，不可口服降糖药，因为口服降糖药可能通过胎盘导致胎儿低血糖及可能存在致畸作用。

血糖控制目标：妊娠早期血糖控制勿过于严格，以防止低血糖的发生。妊娠期血糖控制目标：餐前、夜间及空腹血糖 3.3 ~ 5.4 mmol/L（60 ~ 99 mg/dl），餐后峰值血糖 5.4 ~ 7.1 mmol/L（100 ~ 129 mg/dl），HbA1c < 6.0%。血脂治疗以饮食控制为主，尽量不予应用降血脂药物治疗。

合并慢性高血压的妊娠妇女，控制血压目标为 110~129/65~79mmHg，应选择合适的降压药物，拉贝洛尔、钙离子通道阻滞剂（CCB），不增加致畸作用，可在妊娠前以及妊娠期应用。妊娠期禁忌使用血管紧张素转换酶抑制剂及血管紧张素 II 受体拮抗剂。

（4）妊娠前及妊娠早期合理补充含叶酸及多种维生素。妊娠期间要注意饮食控制，严格控制体重的增长。给予优质低蛋白饮食、饮食少量多餐定时定量、限盐限水等。总热量妊娠早期 ≥ 6270kJ（1500 kcal）/d、妊娠晚期 ≥ 7524kJ（1800 kcal）/d。大致可这样计算孕妇的一天总热量以及根据总热量所分配的食物成分：首先按病人身高计算标准体重，标准体重为身高 –105。准备妊娠病人饮食中的蛋白质含量每日每千克标准体重 0.8 ~ 1.0g，以后根据妊娠月份的增加，孕妇、乳母体重宜增加至 1.5 ~ 2.0g/kg，脂肪每日每千克体重 0.6 ~ 1.0g，其余为糖类。糖类占饮

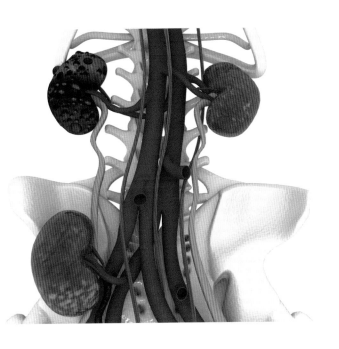

后运动，运动后休息 30 分钟，运动时注意随身携带饼干和糖果，如有低血糖不适症状时可及时食用。避免清晨、空腹、未注射胰岛素之前进行运动。若运动期间出现腹痛、阴道流血、流液、头痛、眼花、胸痛、肌无力等应及时就诊。

10. 妊娠期糖尿病会增加慢性肾脏病的风险吗

怀孕期间出现糖尿病有两种情况，一种是在怀孕前就已经确诊糖尿病，即为妊娠合并糖尿病；另一种即为怀孕后，出现不同程度的糖代谢异常，即为妊娠期糖尿病。妊娠期糖尿病病人，大多数分娩后血糖恢复正常，所以妊娠期糖尿病病人产后 6 周都要重新检测血糖或进行葡萄糖耐量（OGTT）试验。

妊娠期糖尿病会导致慢性肾脏病发生风险增高，是远期肾病病变的独立危险因素，因此，妊娠期糖尿病的产妇产后应密切随访肾脏功能，特别是由多次妊娠期糖尿病史病人，以预防或延缓肾脏疾病进展。

食总热量的 50%~60%，蛋白质占 12%～15%，脂肪约占 30%，其中饱和脂肪酸应少于总热量的 10%，胆固醇摄入量应少于每日 300mg。

另外，应尽量避免食用蔗糖等精制糖，等量碳水化合物食物选择时可优先选择低血糖指数食物。同时适当添加膳食纤维，如麦麸、南瓜粉、海藻、魔芋等，推荐摄入量 25~30g/d。

（5）糖尿病肾病妊娠期间主张适当运动，避免剧烈运动，1 周运动 3~4 次，可选择低至中等强度的有氧运动，比如步行，时间可由 10 分钟开始，逐步延长至 30 分钟，建议餐

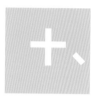

十、糖尿病肾病与生活方式

1. 糖尿病肾病饮食应注意哪些事项

（1）蛋白质摄入要适当控制。过多摄入蛋白质，不仅是加重肾脏的负担，同时也增加体内有毒物质的产生和潴留，从而导致肾功能的进一步损害。当发展到尿毒症时，应更加严格限制蛋白质。可通过采用部分小麦淀粉作为主要热能来源，代替大米和面粉。由于小麦淀粉不容易制作，目前也可用市场销售的玉米淀粉、红薯淀粉等来代替。长期低蛋白饮食可导致营养不良，通过口服复方 α - 酮酸片来治疗，这些药物可以在不增加肾脏负荷的前提下使体内的必需和非必需氨基酸都得到补充，从而为机体蛋白

质的合成提供充足的原料。

（2）在低蛋白膳食时必须供给足够热量维持正常的生理生活。可以选择一些含热量高而蛋白质含量低的主食类食物，像土豆、藕粉、粉丝、芋头、白薯、山药、南瓜、菱角粉、荸荠粉等，使膳食总热量达到标准范围。

（3）要减少脂肪和食盐的摄入：糖尿病肾病常合并脂肪代谢障碍，所以仍要坚持低脂肪的摄入，橄榄油、花生油中含有较丰富的单不饱和脂肪酸，可以作为能量的来源。糖尿病肾病发展到一定阶段常可出现高血压，表现为浮肿或尿量减少，限制食盐可以有效防止并发症的进展。

（4）不要吃腌制食品：腌制品含有大量的盐、亚硝酸盐、磷酸盐等，

会加重肾脏负担，从而导致肾病的加重，此外也会使血压升高，增加心血管并发症如心衰、心肾综合征等，因此糖尿病肾病病人要远离腌制食品，不存在侥幸心理。

2. 不当的生活方式对糖尿病肾病有何影响

（1）饮食不均衡，三餐无规律，如高蛋白、高脂肪、高热量、高盐饮食，而其他营养素摄入不足。当蛋白质的摄入量超过需求，代谢产物是尿酸、尿素等有害物质，这些代谢垃圾主要是通过肝脏和肾脏清除，会造成上述组织和器官的损伤。

（2）缺乏体育锻炼，不控制体重。糖尿病肾病病人由于血糖控制差，容

易对全身微血管造成损伤，长期处于静止状态更是增加了全身微血管的负担，因此，运动太少还会加重糖尿病肾病其他并发症的出现。

（3）吸烟喝酒，使糖尿病肾病病人血黏度大、红细胞变形能力下降，增加血管病变，容易造成大大小小的血管血栓阻塞，加重肾病的进展。

（4）超时、超负荷工作，不注意休息、熬夜，不能保证睡眠时间。超时、超负荷工作会处于应激状态，肾上腺皮质激素的分泌就会增加。肾上腺皮质激素与调控糖代谢的另一重要激素——胰岛素的效应正好相反，两种激素相对立的作用保证了糖尿病糖代谢的平衡稳定。如果肾上腺皮质激素的分泌异常，就会打破这个平衡，引起胰岛素异常分泌，导致血糖不容

易控制，加重糖尿病肾病的发生。

3. 糖尿病肾病健康的生活方式包括哪些

（1）保持良好的生活习惯：戒烟戒酒，保证充足的睡眠，多与可谈的人交流，适当培养一定的有益的兴趣爱好。

（2）预防感染：糖尿病肾病病人免疫力差，容易发生各种感染，尤其肺部感染和尿路感染，而感染又会加速疾病的进展，形成恶性循环。应注意个人卫生，保护全身和皮肤的清洁，尤其要加强口腔、皮肤、阴部、足部的清洁，勤擦洗、勤换衣服鞋袜；随气候变化增减衣物；在人群密集的地方要戴口罩。

（3）适量运动：水肿明显、血压较高或肾功能不全的病人，应以适当休息和散步为主。肾功能正常、蛋白尿不多的糖尿病肾病病人应适当参加体育锻炼。选择非接触性、非竞争性的运动项目，如散步、气功、太极拳、交谊舞、广播操等。每次运动 20~30 分钟，以不劳累为宜。

（4）戒烟戒酒。

4. 糖尿病肾病能否吸烟与饮酒

糖尿病肾病病人应该戒烟：
（1）烟草中烟碱会刺激肾上腺素分泌，而肾上腺素是一种兴奋交感神经并升高血糖的激素，会造成心动过速、血压升高，加重糖尿病肾病进展。

（2）对糖尿病病人威胁最大的就是血管病变，尤其阻塞性血管病变。长期吸烟导致血黏度大，红细胞变形能力下降，容易造成大大小小血管血栓阻塞，加重糖尿病肾病及其他糖尿病并发症的发生，是糖尿病肾病病人蛋白尿及肾功能进展的危险因素。

糖尿病肾病病人应该戒酒：
（1）大量饮酒会打乱糖尿病肾病病人的正常饮食和用药，从而导致血糖波动和失控；酒精可以抑制肝脏的糖原异生及糖原分解反应，直接损坏胰腺；还可抑制降糖药物的分解与排泄，进一步加重糖尿病肾病。

（2）大量饮酒使病人血脂升高，加快肝脏中的脂肪合成和堆积，导致脂肪肝甚至肝硬化；饮酒可使血尿酸进一步升高，容易诱发或加重痛风，促进糖尿病肾病的进展。

5. 如何通过生活方式的调整来治疗和缓解糖尿病肾病的进展

（1）戒烟：研究发现烟草中尼古丁可加重微血管病变，加速病情进展。一些糖尿病肾病病人在治疗的过程中不重视戒烟，容易造成病情反复，所以糖尿病肾病病人应逐渐减量至戒烟，这样才能有效地把糖尿病肾病尽早控制。

（2）低蛋白饮食：要有效地解除糖尿病肾病造成的危害，病人还要重视坚持科学的饮食习惯，低蛋白饮食是非常必要的，每日蛋白质摄入量限制在标准体重 0.8 ~ 1.0g/kg，以优质蛋白为主，可选择鱼类、瘦肉等；糖尿病肾病 IV 期，即临床蛋白尿期，每日蛋白质摄入量为标准体重 0.8 g/kg；有高血压或伴明显浮肿者，限制钠盐摄入，不食腌制品；到了终末期肾病，即糖尿病肾病 V 期，每日蛋白质摄入量为标准体重 0.6 g/kg。

（3）适当运动：通过适当的运动来增强体质，是有效减轻糖尿病肾病病情的重要方法，在发病早期和中期糖尿病肾病病人应每周运动 3 ~ 5 次，每次运动 20 ~ 30 分钟。早期病人进行中等度运动量，如平地慢跑、做广播操等。出现临床蛋白尿时，应进行低强度的运动，如跳交谊舞、散步、打太极拳等。运动时间选择餐后 1 小时。

（4）戒酒，至少严格控制饮酒：大量饮酒会影响机体氮平衡，增加蛋白质分解，使血尿素氮、肌酐、尿酸含量增高，增加肾脏负担，糖尿病肾病早期的病人，大量饮酒可能使病情突然加重，出现蛋白尿或尿素氮、肌酐、尿酸增高等。所以应尽量戒酒。

6. 生活方式干预能否降低糖尿病肾病的发生率

肥胖或超重的糖尿病病人更易罹患糖尿病肾病，通过饮食控制、降低体重、适当运动、戒烟戒酒、避免熬夜等生活方式干预，发现糖尿病肾病的发生率下降，而且糖尿病药物及降压药药用量减少。有研究证实在糖尿病人群中，生活方式干预能长期预防糖尿病，进而减少了糖尿病视网膜病变、糖尿病肾病及全因死亡和心血管疾病死亡的风险。

7. 吸烟对糖尿病肾病有哪些危害

（1）吸烟能够减慢血液循环，吸烟能够减慢血液血管里循环的次数，对于糖尿病肾病病人容易引发脚部血液循环不良等现象，从而加剧溃疡现象的出现，脚部感染以及脚部血管疾病。

（2）增加感染的风险，因为糖尿病肾病病人身体素质相对较差，容易引发感染，且一旦感染后很难控制，呼吸道内的屏障功能减弱，引发呼吸道感染，从而加重了糖尿病肾病病人的感染风险。吸烟对于糖尿病肾病病人而言没有一点好处。

（3）吸烟能够影响糖尿病肾病病人的视力，长期吸烟容易形成微小血栓，阻塞眼底血管，造成糖尿病视网膜病变，严重影响病人视力。

（4）吸烟病人会增加肾脏血管的阻力，增加血液中会导致血管收缩的物质的含量，从而引发肾脏功能下降，是糖尿病肾病病人蛋白尿及肾功能恶化的危险因素。

8. 糖尿病肾病需要控制体重吗

需要。中国糖尿病病人中腹型肥胖病人比例高达45.4%。两者相互影响。肥胖的分类根据脂肪积聚部位的不同可将肥胖的形态分为均匀性肥胖（全身性肥胖）和腹型肥胖（向心性肥胖）。腹型肥胖多表现为苹果型身材，根据我国的标准，腹型肥胖的诊断标准为腰围≥90（男）或≥85（女）。肥胖可加重血糖控制难度，增加血脂，增加糖尿病肾病的发生和进展风险，增加心血管疾病的发生风险和死亡风险。

9. 阻塞型睡眠呼吸暂停低通气综合征（OSAHS）与糖尿病肾病有何关系

中华医学会呼吸病学分会睡眠呼吸疾病组对阻塞性睡眠呼吸暂停的定义是：夜间 7 小时的睡眠过程中呼吸暂停和低通气指数≥ 5 次 / 小时。呼吸暂停和低通气指数 10 秒，但未完全停止，通常伴有氧饱和度降低≥ 4%；睡眠呼吸暂停、低通气可引起低氧血症、高碳酸血症及睡眠结构紊乱，导致全身多器官损害，严重危害身体健康。

OSAHS 引起的夜间间断低氧及交感神经活动性增强，导致高血压的发生。50% 的睡眠呼吸暂停病人患有高血压，至少 30% 的高血压病人伴有睡眠过程中呼吸暂停和低通气指征，而且 OSAHS 程度越严重，发生高血压的危险性越大。长期 OSAHS 使得机体长期处于缺氧状态，促进高血压发生，加重蛋白尿排出，加重糖尿病肾病进展，促进肾功能恶化。同时，大多数 OSAHS 病人合并有肥胖，肥胖亦是糖尿病肾病加重的重要的影响因素之一。所以对于糖尿病肾病的病人要常规筛查是否存在 OSAHS，并依据 OSAHS 的程度进行干预治疗。

10. 持续气道正压通气对糖尿病肾病伴阻塞性睡眠呼吸暂停综合征有哪些益处

持续气道正压通气（CAP）是中重度病人最常用且有效的治疗方法之一。CAP通过给气道正压撑开塌陷的气道，形成气态支架，防止气道塌陷、阻塞，从而呼吸道保持通畅，呼吸调节功能改善。通过 CAP 治疗纠正 OSAHS 病人夜间低氧血症、改善呼吸睡眠紊乱状态、减弱氧化应激，从而减轻 OSAHS 的病情，改善其缺氧程度，有利控制高血压，从而减轻对糖尿病肾病病人的影响，延缓糖尿病肾病的进展。

11. 糖尿病肾病病人适合做哪些运动

糖尿病肾病病人适宜做一些轻、中度的运动，运动时的收缩压不宜超过200mmHg。无论是有氧运动（如走路、骑车、球类运动或游泳等），还是抵抗运动（如一些器械运动）都是适当的。一定强度的有氧运动可以增强心肺功能；抵抗运动可以促进蛋白质的合成，增加肌肉的力量。

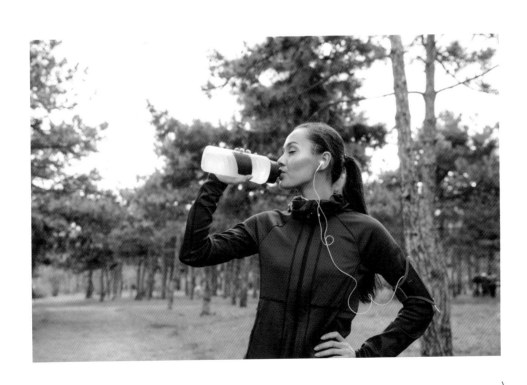

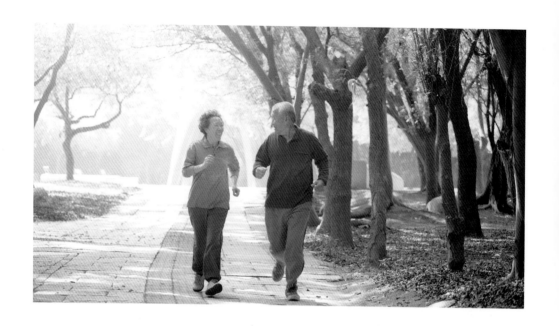

12. 糖尿病肾病病人运动应注意哪些事项

（1）运动时间选择：最好选择在餐后1小时开始运动，从开始吃第一口饭算起。

（2）运动前、后监测血糖预防低血糖，关键是自我监测与医师指导。运动前测量一下血压，血压太高则不宜运动。

（3）运动时要注意身体情况：达到有效心率后，保持30分钟。要注意有无心率过慢或过快，如果心率过快或过慢，均应停止运动。

（4）随身携带食物：跟糖尿病病人一样，糖尿病肾病病人在运动的时候如果消耗过多的能量会导致低血糖的出现，

而低血糖的发生对肾脏的影响危害就更大，因此要随身携带一些食物，这样在感觉自己有低血糖症状出现时候要及时补充食物，这样才能及时缓解低血糖症状。

（5）运动结束后应立即更换汗湿衣服，以防感冒。天气炎热的夏季应及时补充水分，但不能一次性过多饮水（易感疲劳，增加胃的负担）。

运动原则如下。

①循序渐进：从轻微、短时间开始，逐渐增加运动量，延长运动时间。②合适的心率：不超过（170－年龄）次/分钟。③达到微微出汗的程度。④第二天起床后不感觉疲劳。⑤运动时能说话，但不能唱歌。

13. 糖尿病肾病病人运动的益处

糖尿病运动疗法是糖尿病治疗的两大基石之一。有效、合理的运动是糖尿病治疗的重要措施之一。长期的运动可促进新陈代谢，增强体质，改善肌糖原的氧化代谢及心血管功能，使最大摄氧量增加，能够帮助糖尿病病人减少心血管并发症。运动能提高肌肉组织本身对葡萄糖的利用，而且运动后肌糖原合成亦增加，合成肌糖原的主要原料是葡萄糖，而肌肉组织内的葡萄糖是由血液供给的，所以运动可以降低血液中的葡萄糖即血糖。运动可以降低血糖、控制体重，从而达到减缓肾病进展的目的。

14. 糖尿病肾病病人不适合哪些运动

（1）肾脏损害后常出现较严重的高血压，当血压尚未得到达标的控制或者血压大于160/100mmHg时，不宜进行运动。

（2）糖尿病肾病合并心律失常病人、心功能不全、心绞痛或心肌梗死、急性感染、肝功能不全、活动性肺结核的病人，应中止运动。

（3）1型糖尿病合并肾病血糖未控制时。

（4）糖尿病肾病病人，尿中有蛋白、红细胞及管型者应主动减少运动量。尿中有酮体者禁止运动。

（5）糖尿病神经病变病人比如糖尿病足或者并发感染等。

（6）糖尿病肾病合并眼病的病人、视网膜脱离及青光眼者，应在病情得到有效控制后再参加运动；糖尿病视网膜病变、有眼底出血倾向的病人，运动后由于血压升高、血流加速，会发生或加重眼底出血。

（7）糖尿病肾病合并妊娠、腹泻、呕吐、不能进食、有低血糖危险、血糖太高、胰岛素的用量太大、病情易波动者，慎重运动或不宜运动。

15. 糖尿病肾病高血压病人如何锻炼

糖尿病肾病合并高血压的病人，应该根据自身条件、病情、血糖、血压、年龄、体力、爱好等选择锻炼项目，但以体力负担不大、动作简单易学、不过分低头、动作缓慢有节奏、竞争不激烈的项目为首选。对于老年人，更应量力而行，只能慢慢增加运动量，绝不能操之过急。运动时以有氧训练为主，心率以不超过100次/分。这些运动包括散步、慢跑、骑自行车、游泳和体操。散步时间选择在温度适宜的下午、黄昏或者临睡前进行，一般为15~20分钟，每日1~2次，速度可视身体状况而定。选择慢跑最好先经过一个时期试行锻炼，以 10~12 分钟走 1 千米的速度急行 1~2 千米，如无不适，再转入慢跑锻炼。练习太极拳每次运动时间以 30 分钟以上为宜，可以每日进行。

16. 糖尿病肾病病人运动过度有哪些副作用

（1）运动不当会发生的高血糖和低血糖。对于 2 型糖尿病和糖尿病前期人群来说，规律运动可以改善血糖控制，有时运动反而导致比较大的血糖波动。

当人的运动强度超过某一界限后，血糖水平就会升高，这个界限一般为最大心率的 80% ~ 90%（最大心率一般为 220 − 年龄），高强度运动时需要大量能量，交感神经兴奋，会刺激内分泌器官，使儿茶酚胺、肾上腺素，糖皮质激素等升高血糖的激素释放增多；当血糖释放速率大于肌肉的血糖吸收速率时，使血糖升高，剧烈的体育运动还可以刺激肝脏，把存储的糖原释放出来。当运动时间过长时，人体处于应激状态，也会使血糖反应性升高。

短暂血糖升高后，因为运动会消耗糖，增加细胞对胰岛素的敏感，减轻胰岛素抵抗，更有利于肌体对血糖的吸收，就容易发生低血糖。运动相关的低血糖症状会与紧张和体力活动导致的疲乏困倦有些重叠，因此有时会被忽略，要注意凡是感到饥饿、虚弱、焦虑、出汗多、颤抖、心慌、濒死感、语速缓慢或说话不清楚、动作不协调、视力模糊、行为古怪、一侧肢体瘫痪、意识模糊，都要考虑到低血糖。

运动前后都要进行血糖检测，尤其在刚开始运动或运动强度、方式等有变化时更要检测，以便于下次调整餐前胰岛素的剂量。剧烈的运动容易出现高血糖和低血糖。不但难以达到预防锻炼的目的，反而加重病情。

（2）运动诱发酮症：正在使用胰岛素的病人，由于本身胰岛素严重缺乏，随着运动的进行，周围组织利用葡萄糖的能力逐渐下降，所以血糖会迅速上升，脂肪分解增加以及酮体生成，先前控制不佳的代谢迅速恶化导致酮症酸中毒。运动导致酮症的机制并不完全清楚，可能与周围组织酮体清除缺陷有关。

（3）诱发和加重心脑血管疾病：运动可加重心脏负担，使血浆容量减少和血管收缩，并诱发心绞痛、心肌梗死及心律失常等危险，若有潜在的冠状动脉疾患可以导致猝死。运动可使收缩压增高，能增加脑血管意外的潜在危险，故当收缩压 >180mmHg 时，需停止运动治疗。对 2 型糖尿病病人，尤其糖尿病肾病的病人，在运动方案实施前需全面评估其心脏情况，包括心电图及运动负荷实验，并了解心脏功能，排除潜在的心脏疾病。

（4）运动系统损伤：中年以上 2 型糖尿病病人，常伴有骨关节退行性病变，尤其是荷重关节（比如髋、膝盖、踝），运动可能会加重其病变。糖尿病合并周围神经病变及下肢血管病变者，在运动中可能会导致跌倒或者伸展肢体过度，鞋子或者袜子不合适导致骨、关节肌肉或者皮肤软组织损伤、足部皮肤破溃缺血或者坏疽。所以在运动前后都需要详细检查足部，并注意运动时的周围环境及建筑物以避免受伤。并且购买糖尿病病人专用的袜子和鞋子，让足部更加舒适。

（5）加重糖尿病慢性并发症：对于已经有糖尿病并发症的病人来说，不适宜的运动往往会加重并发症，所以尤其要注意以下方面。①增生性视网膜病变：剧烈运动包括头部快速活动，可能增加视网膜或者玻璃体出血及视网膜剥离的危险性，故应该避免极度紧张的运动或者屏气的运动方式。②糖尿病肾病：剧烈运动可增加尿蛋白的排泄，这可能与运动引起肾脏暂时血流动力学改变有关。③糖尿病神经病变：伴有周围神经病变的病人，运动可能会导致局部软组织和关节损伤。存在自主神经病变的病人体力明显下降，若高强度运动时，机体

对减慢心率、减少耗氧量以及对脱水、体位性低血压的反应能力均下降。

虽然有以上情况不允许运动或者减少运动，还是建议有条件有机会的话在医生的指导下还是要合理运动，毕竟运动带来的好处太多了，只要适当、规范、合理的运动还是能规避一些风险。较轻的 2 型糖尿病肾病病人是完全可以投入到运动中去。

17. 糖尿病肾病运动处方包括哪些

（1）运动方式：提倡有氧运动，糖尿病病人合适的运动方式有步行、慢跑、游泳、划船、阻力自行车、有氧体操等。适当的球类活动、太极拳、太极剑、原地跑或登楼梯等也是简单可行的运动锻炼方法。

（2）运动强度：运动锻炼可以明显改善 2 型糖尿病病人的胰岛素敏感性，促进肌肉的能量代谢，还有利于改善脂肪代谢。提倡糖尿病病人进行中等强度以下的运动锻炼。常采用运动中心率作为评定运动强度大小的指标。选择最高心率（可从运动试验中获得）的 60% ～ 80% 作为靶心率。开始时宜进行低强度运动。如果无条件作运动试验，可选用公式计算靶心率：靶心率 =180（170）－ 年龄，

或根据主观疲劳程度确定强度，一般为11~13分（稍费力）。

（3）运动时间：通常每次运动的时间可自10分钟开始，逐步延长至30～40分钟，一般不超过60分钟。因为运动时间过短达不到体内代谢效应，而运动时间过长，再加上运动强度过大时，易产生疲劳，加重病情。根据病人实际情况决定运动适宜的时间，并注意与饮食、药物等治疗相互协调，相互配合。

（4）运动方案的安排包括三个部分：准备活动5~10分钟、锻炼活动20~40分钟、放松活动5~10分钟。准备、放松活动是为机体适应身体状态的变化而设置的柔韧性体操、肌肉牵伸、关节活动等低强度的活动，以避免和减少运动的不良反应。

（5）运动频率一般认为每周运动锻炼3～4次较为合理，也可以根据每次运动量的大小调整运动次数。运动间歇超过3～4天，则运动锻炼的效果及运动蓄积效应将减少，故运动疗法实施每周必须在3次以上。对于每次运动量较小，且每次运动后不觉疲劳的病人，可每日运动一次。

（6）运动注意事项：在严格控制饮食的基础上进行运动，可以达到最佳运动疗效，较满意地控制血糖水平。为避免心脑血管意外或肌肉骨关节损伤的发生，运动实施前后要有准备运动和放松

运动。根据病情及体力，循序渐进，指导病人从较低强度运动逐渐过渡到较大强度运动，同时强调运动锻炼应持之以恒，养成终身运动的习惯。

严格把握糖尿病运动疗法适应证、禁忌证，按运动处方指导规范化运动。允许有运动的休息间隙，累计运动时间不低于30分钟。定期评价运动疗法的效果。糖尿病肾病病人运动，应尽量选择中低强度的运动，即达到适度出汗、肌肉有略微酸胀的感觉，这是对治疗有效的运动量。

最低强度运动，如散步、做家务、打太极拳，可锻炼30分钟。低强度运动，如跳舞、下楼梯、平地骑车等可锻炼20分钟以上。中等强度运动，如平地慢跑、溜冰、做操、上楼梯、划船、打羽毛球等。高强度运动，如跳绳、游泳、举重、打篮球等，可锻炼5分钟。

病情不同，选择的运动项目也有所区别：糖尿病性视网膜病变者应避免接触性运动、屏气和升高血压的运动（如举重、拳击等），以防眼底出血或视网膜脱离。糖尿病合并外周神经病变者、关节退行性病变者及足部溃疡者，应该避免容易引起足部外伤的运动，如跑步等。妊娠合并糖尿病病人，应根据情况选择低强度运动，运动时间一般不超过15分钟，妊娠后期（后4个月）避免仰卧位运动。

18. 糖尿病肾病靠锻炼可以逆转吗

凡是出现糖尿病肾病的病人皆应制订合理的治疗方案，以延缓肾脏病进展。延缓肾脏损害进展主要治疗措施为控制好血糖、血压、血脂，同时控制蛋白质的摄入。锻炼可辅助降低血糖、血压以及血脂，但疗效有限，仅仅依靠锻炼几乎无法达到预期疗效，需要启动药物控制病情。仅靠锻炼是不可能逆转糖尿病肾病的，必须在合理锻炼的基础上进行规范的药物治疗。

19. 糖尿病肾病病人锻炼时应注意掌握哪些原则

（1）因人而异、量力而为、循序渐进、持之以恒。首先应根据个人情况决定运动方式、时间和运动量。

（2）糖尿病肾病病人运动方案在实施之前，最好到医院进行一次全面系统的检查，评估心肺功能及肾功能状态。

（3）注意掌握好适应证，讲究科学的方式方法，既要达到锻炼的目的，又要避免不当锻炼带来的副作用。

（4）详细记住注意事项，锻炼前、中及后的要点，做好充分的准备，如运动之前测血糖、血压，随身携带一些易消化吸收的食物，如饼干等。

（5）重点是预防低血糖的发生：尽可能在饭后 1~2 小时参加运动，尤其是早餐后是运动的最佳时间，因为这时可能是一天中血糖最高的时候，选择这一时间运动往往不必加餐，也是避免低血糖的基础措施。应提醒病人不要在胰岛素或口服降糖药作用最强的时候运动，否则有可能导致低血糖。有些病人喜欢晨起服药后出去运动，而后再回家吃早餐，这是应该尽量避免的。

运动期间，胰岛素注射部位尽量不选大腿肌肉等运动时剧烈活动的部位；如血糖 >6.6mmol/L，可进行运动；如血糖在 6.0mmol/L 左右，应先进食 10~15g 碳水化合物，再运动；如低于 6.0mmol/L 则要进食 30g 碳水化合物后方可运动。长时间大运动量运动后的降糖作用持久，如爬山、郊游等，应及时增加进食量。

（6）提倡持之以恒的运动对糖尿病病人的治疗作用：因为运动所产生的积极作用，如胰岛素受体数目和亲和力的增加，极低密度脂蛋白的下降，高密度脂蛋白（HDL）的增高，以及由此所带来的大血管并发症危险性的降低等，在运动后 1~2 周内即可表现出来，但若不坚持运动，再经 1~2 天就会很快消失。

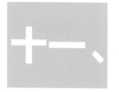

十一、糖尿病肾病的饮食治疗

1. 糖尿病肾病饮食治疗的原则有哪些

宜根据糖尿病肾病的不同分期，制订不同阶段饮食治疗原则，在出现蛋白尿而血肌酐未升高时，严格控制血糖是最重要的治疗，糖化血红蛋白控制 < 6.5% ~ 7.0%，热量摄入计算与普通糖尿病病人相同，每日蛋白饮食限制在 0.8g/kg 左右；而在出现血肌酐升高后，需严格执行每日低蛋白饮食（0.6g/kg）和补充复方 α-酮酸，当血肌酐继续升高 [eGFR < 30ml/(min·1.73m^2)]，还需进一步降低每日蛋白摄入量（< 0.6g/kg）；如果到尿毒症期或血透阶段，饮食的治疗效果较差，需配合临床治疗保证营养需要，除以上分期原则外，建议减少碳水化合物的平均摄入量（约 50%），并选择鱼、禽肉等白色肉类代替猪、牛肉等红色肉类，并加用多不饱和脂肪酸，食用油选择植物油。但总体热量要够，千万不能采取饥饿疗法，只吃白米饭和蔬菜，那样热量不够，会营养不良，导致糖尿病肾病的进展的。

（林丹华）

2. 糖尿病肾病饮食治疗的目的

（1）提供符合生理需要的营养，可以改善健康状况。

（2）纠正代谢紊乱，使血糖、血脂尽可能接近正常生理水平。

（3）预防和治疗低血糖、酮症酸中毒等急性并发症。

（4）防止和延缓心脑血管、肾脏、视网膜神经系统等慢性并发症。

（5）提供足够的维生素和微量元素，改善整个身体状况。

（6）降低蛋白尿、延缓糖尿病肾病的进展，推迟进入透析的时间，减少相关并发症的发生，如蛋白营养消耗综合征（PEW），降低病人的死亡率和住院率。

3. 糖尿病肾病病人哪些食物不能吃

由于植物蛋白含有大量的嘌呤碱，过多摄入会加重肾脏负担，故应限制黄豆、绿豆、豆浆等高蛋白食品的食用；糖尿病肾病病人由于肾脏对钾的排泄功能降低，若出现高血钾时，每日应控制钾的摄入量低于2000mg，避免食用含钾高的食物如油菜、菠菜及浓缩果汁、肉汁及动物内脏（如脑、肝、肾等），少吃南瓜子等干果。中医说的发物，如牛肉、狗肉、羊肉、鸡肉等不宜吃，以免蛋白尿增加，加重肾脏的负担。

4. 糖尿病肾病病人怎样控制盐的摄入量

目前，WHO 在正常人群推荐的食盐摄入量为 < 6g/d，这个摄入量也是各种原因引起的慢性肾脏疾病病人重要的预防和治疗手段。研究表明，糖尿病肾病病人每日钠摄入量 1.5~2.3g/d（相当于钠盐 3.75~5.75g/d），合并高血压限钠个体化管理。同时酱油也应控制摄入，6ml 酱油约等于 1 g 盐的量，还应避免选用含食盐量高的食品，如浓肉汁、调味汁、方便面的汤料末及所有的腌制品、熏干制品、咸菜、酱菜等。

5. 糖尿病肾病病人如何选择主食

糖尿病肾病的饮食控制首先要做到总热量的控制，在糖尿病肾病早期，每日热量摄入计算与普通糖尿病病人相同。在低蛋白膳食时，热量供给必须充足，以维持正常生理需要，因为热量不足将动用机体自身的蛋白质，使血肌酐、尿素氮升高，加重病情，故补足热量极为重要。每日摄入的能量根据病人体重、劳动强度等制订。轻体力劳动者每日 125~146kJ（30 ~ 35kcal）/kg，重体力劳动者每日 167kJ（40kcal）/kg。应注意这里的体重指理想体重，故对消瘦病人每日热量的供给相对较宽，而对肥胖病人则相对严格。

具体实施：一般以山药、芋头等含淀粉高的食物代替主食；可适当多吃粉丝、粉皮等，也可用小麦淀粉蒸馒头、包子等，既可补充热量，又不含蛋白质，不会加重肾脏负担。麦淀粉可以做成蒸饺、面片、煎饼、面条、蛋糕等，也可增加藕粉、团粉、山药、芋芳、红枣等来提供糖类，保证充足的热量。现在还有低蛋白大米的出现，可供糖尿病肾病病人选择。

6. 糖尿病肾病病人对食用油有哪些要求

糖尿病肾病病人宜食橄榄油、茶油、豆油及花生油等植物油，少食动物油，因为植物油中含有较多的不饱和脂肪酸，这样有助于降低血清胆固醇，减轻脂类代谢紊乱。如果有可能，尽量多尝试一些不同的食用油，而不要固定吃一种油，因为不同的食用油的营养价值也有所差别，经常换着吃可以互相补充各自的不足。

7. 糖尿病肾病病人该怎样喝水

控制糖尿病肾病病人液体出入平衡，在饮食护理中很重要。由于在 ESRD 病人可能出现少尿或无尿，这时若过多地摄水，会加重肾脏及心脏负担，导致病情恶化，甚至心功能衰竭，此时病人每日的饮水量应等于其前 1 天的尿量加上500ml。但当病人合并发热、呕吐、腹泻时，就应再多补充液体，以免脱水，甚至造成肾功能急剧恶化。在糖尿病肾病早期，肾功能正常，且无浮肿等，则可正常饮水。

8. 糖尿病肾病病人应限制哪些高嘌呤食物

因大量的嘌呤在机体中代谢会加重肾脏的负担，所以建议限制高嘌呤的食物摄入。通常来讲，芹菜、菠菜、花生、鸡汤、各种肉汤、猪头肉、沙丁鱼及动物内脏等都含有大量的嘌呤，应该严格限食。瘦肉中也含有嘌呤，在食用时可先将肉在水中煮一下，弃汤食用。糖尿病肾病伴有高尿酸血症时更应注意控制高嘌呤食物的摄入，以便加重高尿酸血症的水平，而导致糖尿病肾病的进展。

9. 糖尿病肾病病人能否吃水果

（1）注意迟发的高血糖：水果中含有葡萄糖、果糖、蔗糖等糖分，但因这些糖分都分布在丰富的膳食纤维中，所以吸收要比单纯的糖慢，因此要注意迟发的高血糖。

（2）血糖不稳定时，尤其是持续偏高时，建议少吃水果；或者选择含糖量较低的水果，比如柚子、

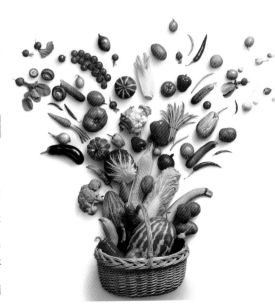

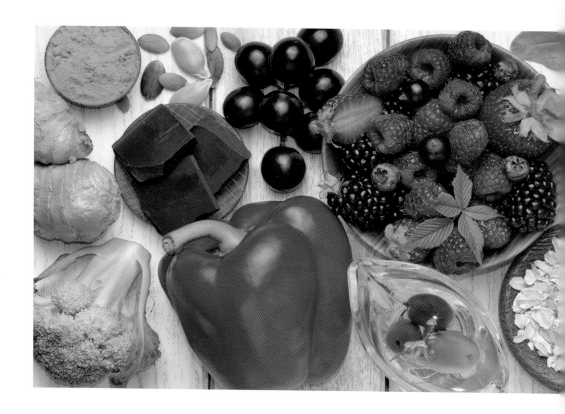

柠檬、苹果、西红柿等。

（3）尽可能少吃含糖量高的水果，比如香蕉、大枣、柿子、荔枝等。一般来说，所吃水果的糖分越高，相应那餐的主食摄入量应该越少。

（4）睡觉前或者午睡后适量吃水果有助于保持血糖稳定。

（5）吃水果尤其是增加新的水果后应监测血糖，评估水果对血糖的影响。

（6）千万不要餐后立刻吃水果，以免血糖突然升高。

10. 糖尿病肾病病人肾功能不全时应限制哪些水果

当糖尿病肾病病人出现肾功能不全时，肾小球滤过率下降，肾小管功能降低，钾代谢紊乱，而不能及时将多余的钾排出体外，导致高钾血症。而水果中普遍含有丰富的钾元素，尤其西瓜、香蕉、菠萝、芒果、枣、香瓜、橘子、猕猴桃等，应避免食用。还有另外一种情况，如果病人使用利尿剂后，血钾偏低时，则可多吃水果，特别是鲜果汁含钾丰富，可作为口服补钾之用。

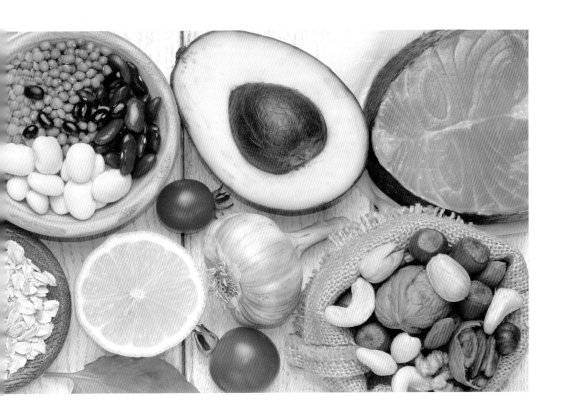

11. 如何评估糖尿病肾病病人的营养状态

（1）主观综合性评估法：该评估包括体质量改变、进食情况、胃肠道症状、功能异常及体征。评估结果：A（营养良好）、B（轻-中度营养不良）、C（重度营养不良）3个等级。

（2）人体测量：干体质量、身高、内瘘对侧上臂围、股三头肌皮褶厚度、实际体质量占理想体质量百分比、体质量指数和上臂肌围。

（3）生化检查：血清白蛋白（< 35 g/L）、前白蛋白（< 200mg/L）、转铁蛋白（2.0g/L）和血清胆固醇（< 2.9mmol/L）则提示可能存在营养不良。

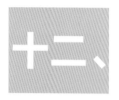

十二、糖尿病肾病与营养治疗

1. 糖尿病肾病的营养治疗有什么作用

　　糖尿病肾病病人常有多种因素导致营养不良，其营养不良发生率高达 50% 以上。营养不良会导致机体免疫功能减退，增加感染风险以及伤口难愈合等。合理的营养治疗可以减轻糖尿病肾病病人体内含氮代谢产物的潴留聚集，减轻尿毒症症状，补充机体所缺必需氨基酸，改善蛋白质代谢，减少胰岛抵抗而改善糖代谢，改善高脂血症；减少蛋白尿排泄，延缓肾功能不全的发展、推迟开始透析时间，提高透析后生存率。

2. 糖尿病肾病病人营养治疗应遵循什么原则

　　糖尿病肾病的营养治疗需要个体化，根据病人血糖水平、蛋白尿程度、肾脏受损状况以及血脂、血压等代谢状况制订个体化营养方案。总原则包括合理热量的摄入，蛋白质的摄入，脂肪、维生素的摄入及微量元素的摄入。

（卢琳琪）

3. 糖尿病肾病病人如何做到低蛋白饮食

研究显示，低蛋白饮食能延缓糖尿病肾病进展，改善糖、蛋白质及脂肪代谢，减轻肾功能不全症状及并发症，但并非是越低越好。要根据病人肾功能情况制订，在糖尿病肾病早期出现蛋白尿时就要开始限制饮食蛋白摄入，推荐每日蛋白摄入量 0.8g/kg。

从 GFR 下降起，建议每日蛋白质摄入量为 0.6 g/kg，但是这个时候容易发生营养不良，所以每日要同时补充复方 α-酮酸制剂 0.12g/kg。由于蛋白质的摄入减少，摄入的蛋白质应以生物学效价高的优质蛋白质为主（50% 以上），可从家禽、鱼、蛋等动物蛋白中获得。

糖尿病肾病病人进入透析期，常伴有蛋白能量消耗增加，这时候要适当增加蛋白摄入，这样有利于保存肌肉容量及功能。平均每日对于糖尿病肾病血液透析病人，蛋白质摄入为 1.0 ～ 1.2g/kg；腹膜透析病人蛋白质摄入为 1.2 ～ 1.3g/kg，近年来认为每日摄入蛋白质 0.8 ～ 1.2 g/kg 有利于保护腹膜透析病人的残余肾功能。

在低蛋白饮食时，要注意保证足够热量摄入。如果食物摄入不足，机体将会消耗蛋白质和脂肪来产热。建议每日热量摄入维持于125~146kJ（30 ~ 35kcal/kg），对于肥胖的病人需适当限制热量每日总热量摄入可比上述推荐量减少1045~2090kJ（250 ~ 500kcal）。

有条件可以选用蛋白米，蛋白米以普通米为生产原料，通过蛋白酶解技术析出蛋白质，留下大米的其他原有成分。提供的能量与普通米大致相同。我国已有多家公司生产低蛋白米，还有方便单人食用的盒饭米（只要微波加热就可食用）、低蛋白面粉、饺子粉、面条等，以满足CKD病人的需要。

但要记住一点，糖尿病肾病病人应注重整体膳食结构，比单纯强调个别营养素作用更为关键。

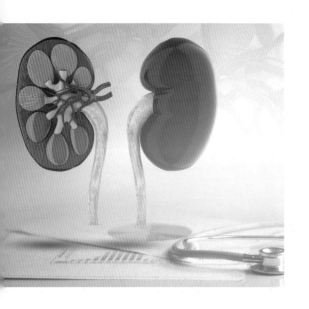

4. 复方 α - 酮酸片对糖尿病肾病的治疗有何作用

研究表明，对糖尿病肾病病人限制饮食中蛋白质摄入可以延缓肾功能不全进展，但是单纯低蛋白饮食容易发生营养不良，当病人开始低蛋白饮食的时候，要开始补充复方 α - 酮酸片。

α - 酮酸是氨基酸的前体，在体内经转氨基酸作用转化为相应的 L- 氨基酸，为蛋白合成提供原料。复方 α - 酮酸可以理解为"去掉氨基的氨基酸"，它被人体吸收后，能够与含氮的废物（尿素氮）结合，转化为人体所需的 8 种必需氨基酸，以及当肾脏损伤时病人自身不能合成的组氨酸和络氨酸，达到"变废为宝"的目的。

复方 α - 酮酸片补充低蛋白饮食的治疗作用包括：

（1）对肾功能不全的进展作用：①减少尿毒症的毒素。② 减少蛋白尿。③可延缓肾小球滤过率下降的速度。④ 延缓进入透析时间。

（2）对于 CKD 并发症：①更好的血压控制。②改善胰岛素敏感性。③改善血脂。④改善氧化和微炎症状态。⑤改善磷、钙代谢及继发性甲状旁腺功能亢进。⑥纠正代谢性酸中毒。⑦预防营养不良等。

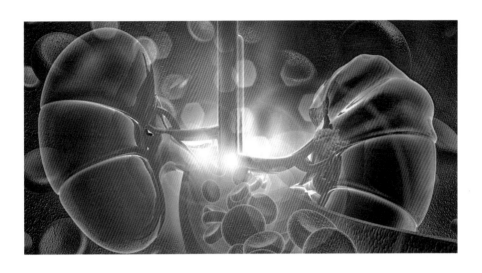

5. 糖尿病肾病病人如何应用复方 α－酮酸片

限制饮食中蛋白的摄入量是延缓肾病进展的重要环节，但单纯的低蛋白饮食容易发生营养不良，营养不良同样加速肾脏病的进展，增加死亡的风险性，在应用低蛋白饮食方案的同时补充复方 α–酮酸片弥补了单纯低蛋白治疗的局限性，达到延缓肾脏损伤进展与防止营养不良的双重功效。

糖尿病肾病病人从 GFR 下降起，建议每日蛋白质摄入量为 0.6 g/kg，但是这个时候容易发生营养不良，所以要同时补充复方 α–酮酸制剂每日0.12g/kg。用法用量：口服，一日 3 次，一次 4 ~ 8 片，用餐期间，整片吞服。

应在用餐时服用，使其充分吸收并转化为相应的氨基酸，由于复方 α–酮酸片含钙，服用时，应定期监测血钙水平，并保证摄入足够的热量。

6. 糖尿病肾病病人从食物中摄入多少蛋白质合适

常见食物糖分、升糖指数、热量、蛋白质、钾、磷等含量等见本书附录，糖尿病肾病病人在制订合理营养治疗时可以参阅。根据一天所摄入的各种事物的量，再查一下其中所含的蛋白质含量，算出每日摄入的蛋白质的总量，除于体重，则为每日每千克蛋白质摄入量，建议早期每日不超过 0.8 g/kg，而eGFR 下降者不超过 0.6 g/kg。

7. 早期糖尿病肾病的营养治疗有何原则

根据患者蛋白尿程度、CKD 分期、年龄、生理需求、基线营养状况等，制订能量、蛋白质、脂肪、碳水化合物、维生素、液体及无机盐等的营养治疗方案，定期监测进行调整。

首先保证热量供给必须充足，能量摄入一般需要维持在每日 146 kJ（35 kcal）/kg。对于 60 岁以上或活动量较小的病人能量摄入可减少至每日 125~146 kJ（30~35 kcal）/kg，但对于肥胖的 2 型糖尿病病人需适当限制能量每日总能量摄入可减少 1045~2090 kJ（250~500 kcal），直至达到标准体重。

其次糖尿病肾病的分期确定蛋白的摄入量：糖尿病肾病 1 期，即高滤过期，应控制蛋白的摄入，一旦出现微量蛋白尿或显性蛋白尿，进入 2~3 期即应减少饮食蛋白，推荐每日蛋白摄入量 0.8 g/kg，同时需要监测血糖，调整注射胰岛素用量，保证碳水化合物的利用和血糖水平的稳定。根据是否浮肿与高血压，确定水盐的摄入。低盐饮食为每日 6g 食盐以下，有高血压、严重浮肿及心衰病人则钠摄入控制要更严格，每日 2g 以下，即每日 3.75g 食盐以下。

8. 糖尿病肾病低蛋白饮食有何益处

控制糖尿病肾病进展的主要措施为早期综合防治，而营养饮食即为效果较显著的治疗方法，优质低蛋白饮食主要方式，低蛋白饮食有什么益处呢？

我们知道，大量蛋白尿可增加肾小球内高压、高灌注及高滤过，促进肾小球硬化，低蛋白饮食通过限制蛋白质摄入，改善肾小球的三高状态，减轻肾小球硬化延缓肾功能进展。

糖尿病肾病肾功能不全病人常出现的胰岛素抵抗与体内某些蛋白质代谢废物拮抗胰岛素作用相关，低蛋白饮食减少了这些废物的生成，能够减轻胰岛素抵抗，改善糖代谢。

此外，糖尿病肾病及肾功能不全病人常出现脂肪代谢异常，是因为体内代谢废物抑制脂蛋白脂酶及三酰甘油脂肪酶活性，使脂肪分解代谢减弱相关。低蛋白饮食减少了这些代谢废物生成，故能改善脂肪代谢。低蛋白饮食还可以减少体内大量酸性蛋白质代谢废物的生成，减轻代谢性酸中毒。高血磷和体内磷的蓄积可引起 CKD 矿物质和骨代谢异常，而饮食磷存在于蛋白质中，低蛋白饮食同时必然减少了磷的摄入，改善高磷状态，改善钙磷代谢及继发性甲状旁腺亢进。

低蛋白饮食减少总蛋白摄入量，从而减少尿蛋白排出量，并可减轻尿毒症症状、减少并发症发生、延迟进入透析的时间。

9. 如何避免糖尿病肾病病人因实施低蛋白治疗而出现营养不良

（1）保证病人起码的蛋白质入量每日摄入量，不超过总热量的 15%，微量白蛋白尿者蛋白摄入应控制在每日 0.8~1.0 g/kg，显性蛋白尿者及肾功能损害者应控制在每日 0.6~0.8 g/kg。

（2）糖尿病肾病病人应严格控制体重，防治肥胖，BMI 的目标值控制在每日 18.5~24.9kg/m^2。在限制蛋白质摄入量的同时，能量摄入维持在每日 146kJ（35kcal）/kg(年龄 ≤ 60 岁)或 125~146kJ（30~35kcal）/kg(年龄 >60 岁)。再根据病人的身高、体重、性别、年龄、活动量、饮食史、合并疾病及应激状况进行调整，糖类摄入量通常应占总热量的 50%~60%，脂肪摄入要严格限制在总热量的 20%~30%。

（3）密切监测病人依从性及各种营养指标如总蛋白、白蛋白、维生素与矿物质等。

（4）可加用复方 α–酮酸制剂，能提供肾功能不全病人常缺乏的 10 种氨基酸（8种人体必需氨基酸及组氨酸、酪氨酸），延缓糖尿病肾病进展，避免营养不良的发生。

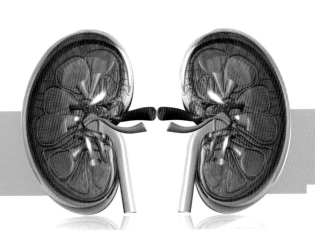

10. 费瑞卡对糖尿病肾病病人有何益处

糖尿病肾病病人在低蛋白或优质蛋白饮食的同时，要有充足的能量，病人的能量系数为每日 125~146kJ（30~35kcal）/kg，但是现实中摄入的能量往往不足，尤其在进入透析前或透析不充分病人，常常因为水肿、尿毒症毒素蓄积等导致食欲缺乏，普遍能量缺口在每日 1672~2500kJ（400~600kcal），能量不足会导致糖尿病肾病病人心血管疾病、感染、住院的风险增加，身体虚弱和心理抑郁，严重时危及生命。

费瑞卡富含高能优质脂肪，为糖尿病肾病病人补充能量缺口，其中中链脂肪酸可以快速补充能量，且调节脂代谢；其中 n-3 PUFA 调节机体代谢，改善心肾功能，延缓肾病进展。同时费瑞卡不含蛋白，不增加肾脏负担；无磷无钾，不引起高磷血症、高钾血症。

费瑞卡具有 21kJ（5kcal）/ml 的高能量密度，一瓶就能提供 2500kJ（600kcal）能量，可以解决糖尿病肾病病人每日的能量缺口，因此费瑞卡是糖尿病肾病病人理想的能量补充剂。

11. 如何制订糖尿病肾病的营养治疗方案

根据病人血糖水平，蛋白尿程度、肾脏受损状况以及血脂、血压等代谢状况，制订个体化营养方案。总原则包括：合理热量的摄入，蛋白质的摄入，脂肪、维生素的摄入及微量元素的摄入。

（1）糖尿病肾病病人应注重整体膳食结构，比单纯强调个别营养素作用更为关键。

（2）实施低蛋白饮食治疗，能量摄入应基本与非糖尿病肾病者相似每日 125~146kJ（30 ~ 35kcal）/kg。但是，肥胖病人需适当限制能量每日可减少 1045~2090kJ（250 ~ 500kcal），直至达到理想体重。

（3）蛋白的质和量对肾功能有影响，以白肉（鱼和鸡肉类）、蔬菜和奶类为主要来源的低蛋白质饮食，可能有改善蛋白尿的作用。

（4）出现显性蛋白尿可适量限制饮食蛋白，推荐蛋白摄入量 0.8g/（kg·d^{-1}）。必要时可补充复方 α-酮酸制剂。

（5）严格的或极低蛋白饮食存在蛋白质能量营养不良的风险，应考虑其施行的安全性，或在营养（医）师的监测和指导下进行。

（6）采用低蛋白饮食配合复方 α-酮酸制剂能够延缓肾功能损害的进程，减少蛋白尿，改善营养状况，有助于调节钙磷代谢、减轻氮质血症及代谢性酸中毒，并能减轻胰岛素抵抗、改善高胰岛素血症及增加能量生成率。

（7）适量大豆蛋白可通过改善总胆固醇、LDL-C 和 TG，改善炎性标志物 C 反应蛋白（CRP），减轻蛋白尿。

（8）糖尿病肾病病人推荐膳食脂肪摄入量：总脂肪供能比低于 30%，饱和脂肪低于 10%，胆固醇低于 200mg/d。

（9）无论处于糖尿病肾病的哪一阶段，均建议控制 HbA1c 在 7.0%以下。

12. 糖尿病肾病透析病人营养治疗应注意哪些事项

（1）补充足够能量，血液透析和腹膜透析病人推荐的能量摄入依病人体重和年龄而定，正常体重病人，高于 60 岁者每日 125~146kJ（30 ~ 35kcal）/kg，低于 60 岁者为 146kJ（35kcal）/kg。

（2）血液透析蛋白推荐量为每日 1.0 ~ 1.2g/kg，腹膜透析病人为每日 1.2 ~ 1.3g/kg。

（3）CKD 4 期的糖尿病肾病病人中普遍存在维生素 D 缺乏，而充足的骨化三醇有助于糖尿病肾病者的血糖控制。

（4）部分血液透析病人肉碱代谢存在异常，给予静脉注射左旋肉碱后，可能改善其生活质量。

（5）饮食钠摄入控制 3g 以下，不宜食用所谓"肾病专用盐（钾盐）"，否则会引起高钾血症。

（6）限制钾的摄入，避免高钾食物。

（7）水分控制：血透间期体重不宜增加过快，不超过原有体重的 5%，腹膜透析病人则根据出超量和尿量情况而定，腹膜透析病人每日摄入的水分 =500ml+ 前 1 天的尿量 + 前 1 天腹膜透析净脱水量。定期测定干体重、体重及 B 型脑钠肽（BNP）等，结合是否浮肿、血压情况评估是否存在容量负荷。

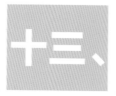

糖尿病肾病的药物治疗

1. 糖尿病肾病药物治疗包括哪些方面

（1）抗高血糖药物：原则是个体化治疗，根据肾功能及内生肌酐清除率调整药物用量。降糖药物包括二甲双胍；胰岛素促分泌剂；α–糖苷酶抑制剂；噻唑烷二酮类药物；胰高糖素样肽 –1（GLP–1）受体激动剂；DPP–4 抑制剂；钠–葡萄糖协同转运蛋白 2（SGLT2）抑制剂；胰岛素。

（2）降压药物：糖尿病病人多数合并高血压，需要控制血压治疗，降压药物选择包括 ACEI、ARB 类；CCB；利尿剂；β 受体阻滞剂；其他肾素 –血管紧张素系统（RAS）阻断剂（醛固酮受体拮抗剂：肾素抑制剂阿利吉仑）。

（3）降脂药物：三羟基三甲基戊二酰辅酶 A（HMG–CoA）还原酶抑制剂（他汀类降脂药）；胆汁酸螯合剂；烟酸；苯氧芳酸类；胆固醇吸收抑制剂。

（4）其他药物：微循环扩张剂（胰激肽原酶肠溶片：改善微循环）；羟苯磺酸钙（用于糖尿病性微血管病变）；中药抽提物（如大黄酸、雷公藤甲素等）及中成药（如复方血栓通胶囊、百令胶囊等）；针对糖尿病肾病发病机制的药物（抗 AGE 药物 Pyridorin、抗纤维化类药物舒洛地特，内皮受体拮抗剂阿曲生坦）。

（林冲云、庄永泽）

2. 糖尿病肾病治疗有哪些新型药物

（1）控制血糖药物：两种新型口服降糖药：DPP-4 抑制剂和钠 - 葡萄糖协同转运蛋白 2（SGLT2）抑制剂，除降糖作用还有额外的肾脏保护作用。SGLT2 还有心脏的保护作用。

（2）控制血压药物：RAS 系统抑制剂如阿利吉仑，除降压之外，还有减轻蛋白尿、延缓糖尿病肾病进程的作用。

（3）盐皮质激素受体拮抗剂：醛固酮受体拮抗剂螺内酯（非选择性）和依普利酮（选择性）可阻断 RAS，但增加高血钾风险，新型口服非甾体 MRA 药物 finerenone（BAY94-8862）能阻断醛固酮导致的盐皮质激素受体过度激活导致的心脏、肾脏炎症和纤维化，高钾

血症的发生率较低。

（4）内皮素受体拮抗剂：内皮素 -1（ET-1）主要通过各种机制与内皮素受体 A 结合，参与肾脏纤维化，高特异性内皮素受体拮抗剂阿曲生坦外周水肿和心力衰竭副作用少，可拮抗内皮素的病理作用，但可产生体质量增加和血红蛋白下降等不良反应，目前临床实验正在进行中。

（5）维生素受体激动剂：维生素 D 受体是一类核受体，可以配体维生素 D 和其类似物结合。结合后可阻断 NF-κB 调节通路减少血管紧张素原（AGT）的表达，抑制 RAS 系统保护肾脏，还可以减少肾脏致纤维化因子 TGF-β 的表达，进一步减少蛋白尿，抑制肾纤维化和肾小球硬化，减少糖尿病肾病的恶化。

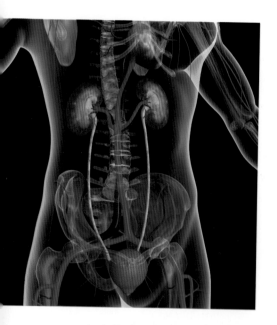

（6）抗炎、抗氧化、抗纤维化药物：磷酸二酯酶（PDE）抑制剂主要增加细胞内环磷酸腺苷、环磷酸鸟苷水平来促进组织 NO 的释放，有强心、血管舒张、平滑肌舒张、抗哮喘、抗抑郁等作用；吡非尼酮（PFD）具有抗纤维化、抗炎和抗氧化作用，目前应用于特发性肺间质性纤维化，后有实验发现其对肾脏、心脏、腹膜等多发性硬化疾病也有具有类似的抗纤维化作用；司维拉姆作为非钙非铝磷结合剂，有研究表明，它可通过螯合肠道中的 AGEs 减少其吸收，明显降低炎症和氧化应激指标水平，维持肾功能。

3.钠-葡萄糖协同转运蛋白2（SGLT2）抑制剂有什么作用

（1）改善血糖控制：SGLT2 抑制剂通过减少糖尿病病人的肾小管对葡萄糖的重吸收，增加尿糖排出而改善血糖控制情况（包括 HbA1c、空腹和餐后血糖）；血糖降低引起胰岛素分泌减少，改善胰岛素抵抗，从而减轻体重，改善代谢综合征，改善肾脏预后。

（2）减少肾早期高滤过：通过抑制 SGLT2 减少近端 Na^+ 重吸收，导致远端致密斑 Na^+ 浓度增高，管球反馈效应引起肾小球内压持续降低，使肾小球高灌注、高滤过、高内压得到改善，从而改善肾脏血流动力学，减少蛋白尿生成，保护肾脏。

（3）抑制肾小管上皮细胞增生：SGLT2 抑制剂可抑制高糖诱导的肾脏增生、纤维化和炎症分子的表达，避免小管细胞因糖毒性产生结构功能改变。纠正高滤过也可改善肾小管上皮细胞增生和炎症反应。

（4）渗透利尿作用，远端小管液体运输增加，包曼氏囊内压力升高，GFR 降低，GFR 降低减少肾小管的离子转运工作，减少耗氧量，GFR 降低抑制肾小管上皮细胞增殖、白蛋白尿及炎症。

（5）具有促进排钠作用，降压、降低体重、降低尿酸，刺激缺氧诱导因子（HIF）产生，EPO 合成增加等有利心肾的保护作用。

4. SGLT2 抑制剂治疗糖尿病肾病的疗效如何

几项大型临床试验证实，SGLT2 抑制剂在 RAS 阻断的基础上，有额外肾脏保护作用。能降低糖尿病肾病病人的蛋白尿水平，并对与 RAS 联用有抵消其高血钾的副作用，显著降低其血肌酐翻倍及尿毒症的发生风险，对一些肾小球滤过率 30~45 ml/（min·1.73m²）的糖尿病病人仍有明确的肾脏保护作用。CREDENCE 研究证实卡格列净可将 2 型糖尿病肾病的病人向终末期肾病进展的风险降低 30%，尿白蛋白水平下降 31%，同时主要心血管事件的风险也显著降低，包括死亡和因心衰住院。

SGLT2 抑制剂能降糖、降心血管风险、降尿蛋白、降低尿毒症风险，"一箭多雕"。

5. 前列地尔为何可用于治疗糖尿病肾病

糖尿病病人前列腺素 E1（PGE）合成减少，血栓素 A2（TXA2）浓度增高，肾内的缩血管物质增多，血小板黏附功能增强，易形成血栓，使肾内微循环障碍，肾小管滤过膜通透性增高，是糖尿病肾病形成病因之一。

前列地尔 PGE1 是一种舒血管活性物质，具有很强的扩血管作用，能用抑制血小板聚集，改善微循环灌注，改善肾脏血流动力学，增加肾血流量，抑制肾素－醛固酮系统活性，并通过降低出球小动脉阻力减少肾小球内压，而使糖尿病肾脏肾小球高灌注、高滤过状态得到好转，清除免疫复合物，抑制动脉粥样硬化的作用，从而减少尿蛋白，达到保护肾功能的作用。对糖尿病肾病具有降低蛋白尿和延缓其肾病进展的作用。

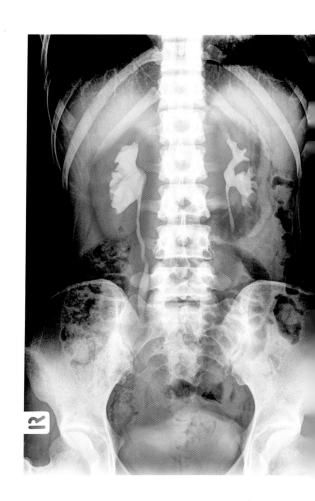

6. 贝前列腺素钠为何可用于治疗糖尿病肾病

（1）降低蛋白尿：减轻血管紧张素 II 对出球小动脉的收缩，增加肾血流，降低肾内压。

（2）减轻肾小球超滤过：调节入球小动脉和肾小球的 ecNOS 表达，增加 NO 生成，保护肾血管。

（3）降低血清肌酐，提高肌酐清除率：抑制 PDGF 诱导的肾小球膜细胞的增生。

（4）改善保护肾功能：抑制血栓素 A2，改善肾血流动力学。有研究表明，ACEI 基础联合贝前列腺素钠可进一步降低蛋白尿及降低血肌酐升高程度。

7. 舒乐地特（伟素）为何可用于治疗糖尿病肾病

（1）保护肾小球滤过屏障：糖尿病肾病病人肾小球内皮细胞受损后，其合成带负电荷的糖蛋白能力下降，从而使内皮细胞表面所带的负电荷下降，导致蛋白尿。舒洛地特作为一种特异性的糖胺聚糖，为血管内皮提供富含阴离子的硫酸肝素蛋白多糖，改善糖尿病诱发的糖胺聚糖代谢异常，保护血管壁，维持血管壁的选择通透性；还可以通过抑制类肝素酶活性减少降解，通过诱导合成

及硫酸化的方式增加基底膜负电荷，修复电荷屏障。

（2）抗氧化应激和炎症反应：糖尿病肾病病人氧化应激和炎症反应水平是升高的，在发病机制中占有重要地位。舒洛地特可以下调激活蛋白 -1（AP-1）、单核细胞趋化蛋白（MCP-1）等细胞因子水平，减轻早期糖尿病肾病肾组织中单核巨噬细胞浸润，以及其分泌的细胞因子、炎症介质、自由基等对肾组织结构造成的破坏，减缓肾小球硬化的进程。

（3）抑制系膜细胞增殖及基质增多：糖尿病肾病的基本病理特征是系膜细胞增生，细胞外基质增多，肾小球基底膜增厚和肾小球硬化。舒洛地特等肝素类糖胺聚糖能抑制细胞增殖，其抑制增殖作用可能与抗凝、下调血小板源性生长因子（PDGF）等细胞因子表达和抑制细胞迁徙等有关，并减少细胞外基质的分泌，减缓糖尿病肾病进展。

（4）改善高凝状态，减轻肾内高压：舒洛地特作为抗血凝药，可有效改善糖尿病的血液高凝状态，降低血浆纤维蛋白原浓度，抑制微血栓的形成，使肾内循环阻力减少，有效循环血流量增大，进而改善糖尿病肾病的高灌注、高滤过状态，减少尿白蛋白排泄，延缓早期糖尿病肾病进展。

8. 舒乐地特（伟素）用于治疗糖尿病肾病的疗效如何，剂量多大

舒洛地特的疗效如下：

（1）可以显著降低糖尿病肾病病人白蛋白尿。

（2）与 ARB 协同降低白蛋白尿的作用。

（3）具有抗肾脏纤维化的作用机制，保护肾功能。

（4）可显著抑制糖尿病肾病病人 TGF-β 水平升高，保护肾功能。

（5）作为乙酰肝素酶的抑制剂，并可阻止 FGF-2 诱导的肾上皮细胞转化，保护肾功能。

舒洛地特的规格为 2ml：600 LSU（60mg），使用剂量为：注射剂：每日 1 支，肌注或静注，连用 15~20 天，然后服用胶囊 30~40 天，即 45~60 天为一疗程，一年应至少使用 2 个疗程。也可直接口服舒洛地特胶囊，每粒 250 LSU（25mg），用量 250 ~ 1000 LSU（25~100mg）/ 次，2 次 / 日，疗程 4 ~ 6 个月。RCT 研究证实，它可降低 1 型糖尿病和 2 型糖尿病肾病病人的蛋白尿，使 72% 的 2 型糖尿病肾病病人蛋白尿下降超过 30%。

9. 胰高血糖素样肽 -1（GLP-1）受体激动剂对糖尿病肾病有效吗

在糖尿病病人中，胰高血糖素样肽 -1（GLP-1）受体激动剂除了降糖及减轻体重作用外，还有对血流动力学的影响：胰高血糖素样肽 -1（GLP-1）受体激动剂对肾脏血流动力学的影响是通过一氧化氮诱导血管舒张，从而降低肾小球高滤过状态。

在 LEADER 试验中，GLP-1 受体激动剂利拉鲁肽（liraglutide）能减少糖尿病肾病的发生和延缓进展。提示利拉鲁肽在控制 T2DM 病人血糖的同时能带来肾脏获益。

10. 在糖尿病肾病中如何使用抗血小板聚集的药物

糖尿病人群是心血管疾病的高危人群，75%的糖尿病病人死于血栓性疾病，因此防治血栓性疾病是糖尿病病人重要的治疗目的之一。糖尿病病人血栓性事件高发生率、高死亡率的原因在于动脉粥样硬化和血栓形成，其中血小板功能占有重要地位，因此抗血小板聚集药物的使用，对于糖尿病包括糖尿病肾病病人非常重要。

我国 2017 年糖尿病防治指南中提出对于那些糖尿病合并心血管疾病的高危病人，具体指年龄 ≥ 50 岁，而且合并至少 1 项主要危险因素（早发 ASCVD 家族史、高血压、血脂异常、吸烟或蛋白尿），应使用阿司匹林（75~100mg/d）作为一级预防。对于已经合并动脉粥样硬化性心血管疾病（ASVCD，包括急性冠脉综合征、心肌梗死、心绞痛、冠状动脉血管重建术、动脉粥样硬化源性的脑卒中或 TIA、外周动脉疾病或血管重建术）的糖尿病病人，推荐阿司匹林作为一级预防药物，阿司匹林过敏者可以使用氯吡格雷作为二级预防。对于糖尿病肾病病人同样如此，以预防血栓栓塞并发症的发生，但肾功能不全时要注意出血等副作用，权衡利弊。

11. 糖尿病肾病何时应使用低分子肝素

糖尿病肾病在合并预防血栓栓塞性疾病（如心肌梗死、血栓性静脉炎）、治疗血栓栓塞性疾病（下肢静脉栓塞、DIC）、血液透析中预防血凝块形成、治疗不稳定性心绞痛时，可使用低分子肝素。糖尿病肾病病人出现肾病综合征，血白蛋白水平 < 25g/L 则要预防性抗凝，尤其是高凝状态、D- 二聚体高、纤维蛋白原较高者，可皮下注射低分子肝素以预防血栓栓塞并发症，当然要评估病人是否有禁忌证。

12. 雷公藤多甙片对糖尿病肾病有治疗作用吗

目前用于治疗糖尿病肾病的提取物主要包括雷公藤甲素（triptolide）、雷公藤内酯酮（triptonide）、去甲泽拉木醛（demethylzeylasteral）及雷公藤红素（celastrol）。动物实验显示，雷公藤甲素对糖尿病肾病具有降低蛋白尿、保护足细胞骨架和肾功能。雷公藤及其提取物具有抗炎、抗氧化、抗肾小球硬化和抗纤维化、纠正 Th1/Th2 失衡、抑制巨噬细胞浸润等作用。单中心研究资料表明，缬沙坦（代文）的基础上联合雷公藤多甙片（120mg/d，3 个月；60mg/d，3

个月）治疗可以降低 2 型糖尿病肾病的蛋白尿作用，但需要大样本的随机对照研究进一步证实。临床上可以用缬沙坦联合雷公藤多甙片（30 ~ 60mg/d）治疗早期 2 型糖尿病肾病，对肾病综合征表现者及伴肾功能不全者疗效欠佳。

13. 糖尿病肾病是否可用激素治疗

糖尿病肾病不推荐糖皮质激素治疗，目前无证据表明糖皮质激素可以改善糖尿病肾病蛋白尿水平，但激素产生的高血糖及免疫力下降，感染风险增高，不改善糖尿病肾病预后，反而增加其他并发症风险。除非糖尿病肾病病人出现过敏反应或药物性皮疹时才可短期内应用。

14. 糖尿病肾病是否可用降脂治疗

高脂血症不仅直接参与糖尿病胰岛素抵抗和心血管并发症的发生，低密度脂蛋白胆固醇（LDL-C）还可以通过作用于肾小球系膜细胞上的 LDL 受体，导致系膜细胞和足细胞的损伤，加重蛋白尿和肾小球及肾小管间质纤维化的进展。糖尿病病人出现肾病综合征和肾功能不全，又会进一步加重高脂血症。因此，积极纠正糖尿病肾病病人体内脂代谢紊乱，对糖尿病肾病具有重要意义。所以糖尿病肾病高脂血症者要积极予以他汀类降脂药纠正血脂代谢异常。

推荐降低 LDL-C 作为首要目标，非 -HDL-C 作为次要目标（A 级），起始宜应用中等强度他汀，根据个体调脂疗效和耐受情况，适当调整剂量，若胆固醇水平不能达标，与其他调脂药物联合使用（B 级），可考虑将 LDL-C 至少降低 50% 作为替代目标（B 级）。研究显示，降脂药物可降低病人蛋白尿，延缓 GFR 下降，保护肾功能。总的来说，相比常规治疗，强化治疗（血压 <140/90 mmHg，HbA1c<6.5%，TG<1.7 mmol/L，TC<5.0 mmol/L，ACEI，阿司匹林）可降低蛋白尿风险，降低 GFR 下降速度，延缓 ESRD 进展。

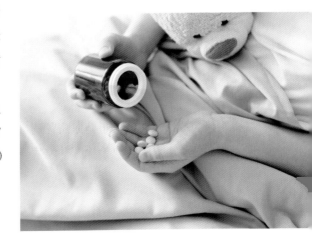

十四、糖尿病肾病与血糖管理

1. 糖尿病肾病病人控制血糖的意义有哪些

糖尿病肾病是糖尿病较为严重的并发症之一，如果血糖控制在稳定的正常值内，糖尿病肾病一般是不会发生的。而糖尿病肾病的发生，大多是意味着血糖控制不理想。当病人诊断为糖尿病肾病，如果再不能严格控制血糖，就会加速肾功能减退，迅速发展至尿毒症以及其他大血管等并发症。所以糖尿病肾病病人必须严格遵照医嘱，控制血糖。

2. 糖尿病肾病病人为何容易发生低血糖

糖尿病肾病病人肾功能减退，肾脏排泄和降解降糖药物的能力减退，故病人服用降糖药物后容易蓄积，导致低血糖；糖尿病肾病病人在合并感染、心衰、腹泻等并发症的情况下，病人应激能力低下，调节血糖能力下降，也易发生低血糖。此外，部分病人胰岛素的降解能力下降，如果不及时调整胰岛素剂量，则易发生低血糖。

（洪富源）

3. 糖尿病肾病病人血糖控制的目标

严格控制血糖可显著减少肾损害，降低死亡率；如果病人的糖尿病病程较短、预期寿命长且无明显心血管疾病者，控制 HbA1c（糖化血红蛋白）< 7.0% 可能增加微血管获益；如果糖尿病肾病的病人曾经有过严重低血糖史、预期寿命较短、或已发生微血管或大血管并发症、病程较长，较宽松的 HbA1c 控制目标（> 7.0%）可能获得更大益处。ADA（美国糖尿病学会）糖尿病诊疗标准指出，对于晚期并发症病人（包括CKD）可放宽 HbA1c 控制目标（如<8.0%）。另外，因 HbA1c 不够精确，制订治疗计划还需参照 SMBG（自我血糖监测）和 CGM（持续葡萄糖监测）。

此外，不同年龄糖尿病肾病病人的血糖控制目标也各不相同。老年糖尿病肾病病人 HbA1c<7.5%；中等长度预期寿命，高治疗负担，低血糖风险较高，跌倒风险高者则 HbA1c<8.0% 即可；有限预期寿命，治疗获益不确定者 HbA1c<8.5%。

4. 糖尿病肾病病人血糖控制有哪些挑战

糖尿病肾病病人的血糖目标往往较难达标，血糖控制面临着很多的挑战。

（1）自我管理水平低：由于糖尿病肾病病人病情稳定后大多数在院外接受治疗，院外治疗过程中病人往往由于缺乏医护人员专业化的护理，导致病人疾病治疗信心下降，从而影响病人疾病管理效果。这就提示医护人员在病人出院后需对病人加强随访，给予病人专业性指导，提高病人管理行为，尤其是在血糖监测、血液透析护理等方面的知识，以促进病人病情转归及预后。自我管理水平与血糖控制好坏密切相关，但我国目前糖尿病病人自我管理水平不佳，良好者只占9.20%，中等水平58.85%，水平差占31.95%，这样血糖达标者仅22.76%。

（2）社会支持不足：较低的社会支持水平对于改善病人不良情绪，提高病人自我管理能力及促进病人疾病康复并没有益处，因此有必要对糖尿病肾病病人实施针对性护理干预，充分调动及优化病人社会支持利用度。如护理人员应主动关注及了解病人身心需求，鼓励病人学会表达及倾诉情感，鼓励病人宣泄心中郁结，以减轻病人心理压力；通过疏导及启发病人，引导其正确运用心理防卫机制，调整心态，积极面对疾病；定期开展健康教育，向病人讲解最新医疗进展，减少维持血液透析病人由于缺乏疾病知识而产生恐惧、悲观的情绪，提高病人治疗信心；鼓励病友间相互支持、相互帮助，共同提高病人战胜疾病的信心及毅力。对经济困难的病人可为其争取减免医疗费用或寻求社会力量、民政部门帮助，以减轻病人心理负担。

（3）治疗上的挑战大：CKD是导致低血糖的最常见的原因之一，很多降糖药在CKD是禁用的，大部分降糖药在CKD人群中的研究和临床数据缺乏，这些给临床治疗上带来的挑战，也导致糖尿病肾病呈现脆性糖尿病多见，血糖波动大。许多医师没有根据病人的eGFR进行药物及剂量的调整。

（4）血糖控制率低：目前中国每10人中就有一名糖尿病病人。由于血糖控制情况并不乐观，病人血糖达标率仅为15.8%。原因众多，对血糖控制认识不足，重视不够，依从性差，许多需要注射治疗的病人，或是出于对针头的恐惧，或是因为每日注射不方便，产生了严重的心理负担从而影响治疗依从性，导致血糖控制不理想，甚至认为是药物疗效有限，便自行停药、换药，影响血糖达标。

双胍类降糖药（二甲双胍）不经肝脏代谢，直接以原形经肾脏排泄。30ml/（min·1.73 m^2）≤ eGFR（肾小球滤过率）<45ml/（min·1.73 m^2）不予服用，正在服用的病人需评估风险获益，当eGFR<30ml/（min·1.73 m^2）禁用。

第二代磺脲类药物包括格列本脲、格列吡嗪、格列奇特、格列喹酮和格列美脲等。格列本脲和格列美脲的代谢产物仍有降糖活性，其活性代谢产物可在CKD病人体内积聚，从而引起低血糖反应，因而格列本脲仅可用 eGFR ≥ 60ml/（min·1.73 m^2）的病人。格列美脲用于 30ml/（min·1.73 m^2）≤ eGFR < 60ml/（min·1.73 m^2）的病人时，应从小剂量开始用药，即起始剂量为每日1mg；由于还未积累关于透析病人的用药经验，所以透析病人禁用。格列吡嗪、格列齐特和格列喹酮对于 eGFR ≥ 30ml/（min·1.73 m^2）的病人无需调整剂量。

随着肾功能的衰退，阿卡波糖及其代谢产物的血药浓度显著增加。因此 eGFR<30ml/（min·1.73 m^2）者禁用阿卡波糖。

DPP-4 抑制剂为西格列汀、沙格列汀、维格列汀和利格列汀。西格列汀用于 eGFR>50 ml/（min·1.73 m^2）的 CKD 病人时，无需调整剂量；30ml/（min·1.73 m^2）≤ eGFR<50 ml/（min·1.73 m^2）时减量至 50 mg，每日 1 次；eGFR< 30 ml/（min·1.73 m^2）或透析的病人可减量至每日 25mg。沙格列汀和维格列汀可用于 eGFR ≥ 60ml/（min·1.73 m^2）的 CKD 病人，不推荐用于 eGFR < 60 ml/（min·1.73 m^2）的病人。

SGLT-2 抑制剂包括坎格列净、达格列净、恩格列净等。坎格列净推荐起始剂量为 100mg，每日 1 次，第一餐前服用。对坎格列净耐受且 eGFR ≥ 60 ml/（min·1.73 m^2）者，可增加剂量至 300mg，每日 1 次。45ml/（min·1.73 m^2）≤ GFR<60 ml/（min·1.73 m^2）时，剂量应被限制至 100mg，每日 1 次。eGFR<45 ml/（min·1.73 m^2）时应避免使用。达格列净在 GFR<60 ml/（min·1.73 m^2）时应避免使用。恩格列净在 GFR ≥ 45 ml/（min·1.73 m^2）时无需调整剂量；eGFR<45 ml/（min·1.73 m^2）时应避免使用。

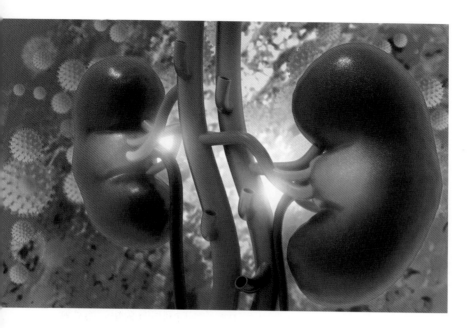

6. 糖尿病肾病病人如何选择降糖药

糖尿病肾病病人应根据病人的肾功能情况来选择降糖药物。肾功能不全者优先选择从肾脏排泄较少的降糖药；严重肾功能不全病人宜采用胰岛素治疗；降糖过程必须个性化，预防低血糖的发生。最主要要根据 eGFR 水平及时调整降糖药的剂量或种类。瑞格列奈（诺和龙）片剂在任何一期的 CKD 病人均可使用，无需调整剂量，更适合糖尿病肾病病人的使用。

7. 糖尿病肾病病人需要调整胰岛素用量吗

胰岛素是糖尿病肾病病人的基础用药，不良反应主要有低血糖发作、体重增加、治疗初期的外周组织水肿、过敏反应等。由于糖尿病肾病病人的肾功能均有不同程度的损害，而肾功能受损者会引起胰岛素的排泄或降解减少，容易发生低血糖反应，故 CKD3 期以上 [eGFR<60 ml/（min·1.73 m^2）] 的病人，胰岛素用量需根据肾功能损害的程度计算减少其剂量。

糖尿病肾病病人发生一次急性低血糖可以导致肾血流量降低 22%，肾小球滤过率减少 19%，加速肾功能损害，增加其死亡率，故低血糖的危险性较高血糖更大，因此我们在控制血糖水平时要严防低血糖的发生。

9. 糖尿病肾病病人胰岛素使用应注意什么

由于糖尿病肾病病人的肾功能有不同程度衰退，经肾脏代谢的口服降糖药物的药代动力学发生了改变，肾功能越差，这些药物应用越受限制，此时建议尽早开始胰岛素治疗。建议病人胰岛素治疗时，从小剂量开始。合并肾功能不全者应根据肾小球滤过率来调整胰岛素剂量，同时密切监测血糖，根据血糖和糖化血红蛋白水平调整胰岛素剂量，调整剂量时宜小剂量逐步调整。对于 ESRD 病人尤其要注意，因进食不足及胰岛素灭活减退，很容易发生低血糖，所以不宜过于严格控制血糖。

10. 糖尿病肾病病人如何选择胰岛素

胰岛素根据作用时间可分为短效胰岛素（普通胰岛素）、中效胰岛素（低精蛋白锌胰岛素）、长效胰岛素；根据药品来源可分为牛胰岛素、猪胰岛素、通过基因工程生产的人胰岛素。对于糖尿病肾病病人，建议 eGFR 下降到 $10\sim15ml/(min \cdot 1.73\ m^2)$，胰岛素剂量降低 25%；eGFR 小于 $10ml/(min \cdot 1.73\ m^2)$，胰岛素用量需要降低 50%。

由于肾功能不全易发生低血糖反应，建议糖尿病肾病病人选择基础一餐食的给药方案，餐食胰岛素以速效胰岛素为优。对血液透析的糖尿病肾病病人，基础一餐时方案可能更为灵活，更利于在透析日调整胰岛素方案和剂量；对于部分胰岛素需求量较少的病人，甚至可仅给予餐时胰岛素治疗。总而言之，应该严密监测血糖，根据 eGFR 水平调整胰岛素用量，以减少低血糖发生。

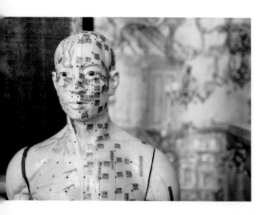

11. 强化降糖治疗对糖尿病肾病有何作用

对于糖尿病病程较长、病情相对复杂、已出现并发症的 2 型糖尿病病人，强化降糖治疗仍然可以在一定程度上减少病人蛋白尿的发生，延缓糖尿病肾病病人蛋白尿的进展。强化降糖治疗可以降低糖尿病肾病发生风险，但并不能降低糖尿病大血管病变、全因死亡的发生风险，相反，有可能还会使死亡风险增加。因此，近年来多数指南建议，糖尿病病人应根据糖尿病病程、预期寿命、合并大血管并发症、低血糖风险、认知能力、社会因素等，采取个体化降糖策略，以求达到合理的血糖控制目标。

12. 糖尿病肾病病人如何制订降糖的策略

应遵循个体化原则，防止发生低血糖。HbA1c 不能准确反映糖尿病肾病病人的真实血糖水平，需结合其他指标如糖化白蛋白等来综合评定血糖水平，尽量选择经过肾脏排泄少的药物，对肾脏具有保护作用的药物。新型降糖药物（SGLT2）应用可降低糖尿病肾病的蛋白尿，延缓 eGFR 下降速度，降低 ESRD 病人发生风险，降低全因死亡率和心血管死亡，因心衰而住院率等，国外已列为 2 型糖尿病肾病的一线用药。

13. 糖尿病肾病病人如何调整口服降糖药的剂量

糖尿病肾病病人应根据 eGFR 情况来调整口服降糖药物是否减量或停用。二甲双胍：2014 年中国指南建议，eGFR < 45 ml/（min·1.73 m²）时停用，美国指南则建议 eGFR < 30 ml/（min·1.73 m²）时避免使用，在透析病人中则不建议使用。阿卡波糖：在 eGFR < 30 ml/（min·1.73 m²）时，以及透析病人中不建议使用。GLP-1 受体激动剂：不推荐 eGFR < 25 ml/（min·1.73 m²）的病人使用利拉鲁肽，不推荐 eGFR < 30 ml/（min·1.73 m²）的病人使用艾塞那肽。DPP-4 抑制剂：应用利格列汀无需调整剂量。SGLT-2 抑制剂：恩格列净在 eGFR > 45 ml/（min·1.73 m²）时可以使用，但是透析病人不建议使用。

14. 糖尿病肾病降糖药治疗时有哪些注意事项

（1）预防低血糖。低血糖是糖尿病肾病病人使用降糖药时经常出现的现象，低血糖的临床表现为饥饿、头晕软弱、无力、心悸、烦躁不安，甚至昏迷，对病人的危害比较大。因此，病人在外出的时候应该随身携带糖果、果汁等一些含糖量高的食品，以备及时食用。

（2）糖尿病肾病病人在选择降糖药的时候，要尽量选择不通过肾脏或 / 少排泄的药物，根据肾小球滤过率及时调整降糖药物剂量。

（3）糖尿病肾病病人长期进行胰岛素治疗时，应定期更换胰岛素注射部位。因为糖尿病肾病的病人经常合并有脂肪营养不良，长期在一个部位行胰岛素的注射，会引起注射部位皮下脂肪萎缩或者是增生，影响胰岛素吸收、利用，所以应定期更换注射部位，不要在同一个部位连续的注射。

15. 糖尿病肾病血透病人血糖控制要注意哪些方面

最近的研究资料显示，在明显潜在心血管风险的糖尿病人群中，强化血糖控制可能有害。中等水平的 HbA1c 范围的糖尿病透析病人，可能生存率更好。更低目标的血糖水平可能增加病人的死亡率。糖尿病透析病人最为合理的目标范围应该限制在 6%~8% 或 7%~9%。

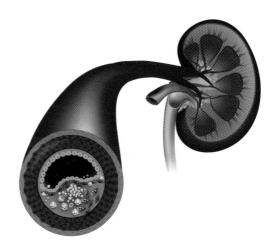

进行血液透析的糖尿病肾病病人，应定期监测血糖，根据血糖调整胰岛素剂量。血液透析多使用无糖透析液，这些病人在透析时或透析后发生低血糖风险增加。建议在透析当日可减量或停用透析前的一次胰岛素。透析时和透析后监测血糖，并根据血糖值决定是否追加胰岛素。虽有文献报道使用含糖血液透析液可降低病人血液透析后低血糖的风险，但由于含糖透析液可能加重糖脂代谢紊乱，以及易发生感染，故未在临床广泛应用。

16. 动态血糖管理对糖尿病肾病病人的益处

动态血糖监测（CGMS）是近年应用于临床的血糖监测手段，肾功能减退可致糖代谢紊乱，故糖尿病肾病（DKD）病人动态血糖监测可能有独特的意义和临床价值。它的应用探索，不仅能了解 DKD 病人的血糖控制情况和血糖波动，并可进一步探讨血糖波动对 DKD 发展乃至预后的影响。动态血糖监测系统是传统血糖监测方法的延伸，它能够持续、动态的监测血糖的变化，并且能够反映日间血糖波动幅度、平均血糖水平以及血糖最大值、血糖最小值，能够及时了解病人的血糖变化，并及时调整治疗方案，并有效控制血糖，能够减少肾病发生。

17. 糖尿病肾病血糖管理指标有哪些

糖尿病肾病血糖管理指标如下。①空腹血糖小于 6.1mmol/L。②餐后血糖小于 8.0mmol/L。③ HbA1c（糖化血红蛋白）低于 7.0%，其目的主要是延缓糖尿病肾病的微血管病变恶化；但对有低血糖风险的病人并不要求过分严格控制血糖，不能以 HbA1c<7.0% 为治疗靶目标，对有并发症或预期寿命有限且有低血糖风险的个体，HbA1c 靶目标可放宽到 7.0%~9.0%。老年人糖尿病肾病血糖目标也要放宽，依据预估寿命、心血管危险因素、耐受程度确定目标，甚至 HbA1c 从 7.5% 到 8.5% 不等。

18. 糖尿病肾病病人为什么得做好血糖自我管理

早期糖尿病肾病发生与基础疾病糖尿病存在一定的相关性，因此，对血糖实施恰当的调控，有助于预防和控制肾病发生。对于糖尿病肾病病人来说，实施自我管理教育，能有效控制自身的血糖水平，使病人形成良好的生活方式和饮食习惯，有助于延缓糖尿病肾病进展，是一种简便、值得推广使用的干预方法。糖尿病肾病病人自我血糖管理水平决定血糖控制达标水平。

19. 糖尿病肾病腹膜透析病人的血糖如何管理

因为腹膜透析液中的主要成分是以葡萄糖为主，相对而言血糖水平容易升高、较难达标。所以在血糖管理中要坚持三个原则：①在整个换液过程中维持血糖在目标值 HbA1c 7.0%~9.0%。②控制餐后血糖。③采用胰岛素治疗，宜选用短效胰岛素，避免低血糖反应。

腹腔内注射胰岛素是腹膜透析病人特有的血糖控制方式，可减少皮下注射的痛苦，避免胰岛素因为皮下部位、深度、身体活动和局部的血流等因素影响胰岛素的生物利用度，避免血糖波动过大。

当腹膜透析病人的血糖管理效果不佳时，应检查：①生活方式，如饮食和运动。②血糖监测的精准性和依从性。③胰岛素剂量、注射时间和注射部位。糖尿病肾病腹膜透析病人也可采取皮下注射胰岛素方法控制血糖。反复腹膜透析液中加胰岛素有引起腹膜炎可能，所以临床实践中多数病人还选择皮下注射胰岛素治疗来控制血糖。

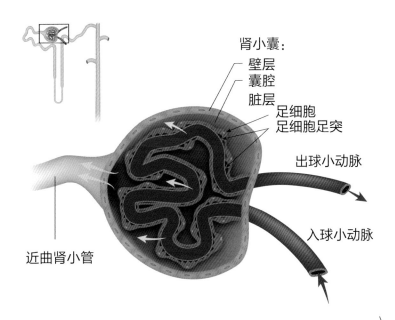

肾小囊：
壁层
囊腔
脏层
足细胞
足细胞足突
出球小动脉
入球小动脉
近曲肾小管

十五、 糖尿病肾病与血压管理

1. 糖尿病肾病病人高血压常见吗

高血压是糖尿病肾病病人常见的问题，即便是在糖尿病病史<5 年的病人中，高血压的患病率已增加，甚至在糖耐量受损的人群中，高血压的患病率亦增加。糖尿病病人中高血压患病率与蛋白尿升高密切相关。正常尿蛋白、微量白蛋白尿和显性蛋白尿病人中，高血压的患病率分别为 19%、30% 和 65%。进展性糖尿病肾病病人的高血压发病率最终达到 75%~85%。糖尿病引起的终末期肾病病人中，高血压患病率几乎为 100%。

2. 糖尿病肾病为何会引起高血压

糖尿病肾病出现高血压发生可能与下原因有关：①与原有的高血压病有一定关系。②糖尿病肾病实质病变的进展与高血压的形成有相当大的关系。③糖尿病性高血压与微血管病变直接相关，高血糖造成了高灌注性毛细血管性高血压。④由于糖基化和脂肪化造成的血管壁损害，血管敏感性增加，易致糖尿病性肾病病人发生高血压。糖尿病肾病发生高血压的机制有：肾脏排钠障碍、

（万建新、庄永泽）

肾素 – 血管紧张素 – 醛固酮系统活化、交感神经系统激活、内皮缩血管因子与舒张因子失衡、氧化应激反应增强导致 NO 形成减少、容量负荷过多、肾脏调节能力下降以及肾内小动脉病变等有关。

3. 糖尿病肾病控制高血压的目的是什么

糖尿病肾病控制高血压的目的是减少蛋白尿，保护血管，延缓糖尿病肾病的进展，减少心脑血管疾病的发生。这在糖尿病肾病治疗中具有重要的地位，是糖尿病肾病的核心治疗措施。

4. 糖尿病肾病血压要控制在什么目标

糖尿病肾病血压要控制在 130/80 mmHg 以下，但舒张压不宜低于 70mmHg，老年病人舒张压不宜低于 60mmHg。老年人糖尿病肾病只要能耐受也要求 130/80mmHg，不能耐受可放宽到 140/90mmHg。

5. 糖尿病肾病高血压治疗药物有哪些

（1）ACEI/ARB：血清肌酐 ≤ 265 μmol/L（3.0 mg/dl）的病人应用 ACEI/ARB 类药物是安全的。不推荐联合使用 ACEI 和 ARB 类药物。血肌酐 440 μmol/L（5mg/dl）以上不宜使用，除非病人已接受透析且无高钾血症。此类降压药为糖尿病肾病的首选。

（2）盐皮质激素受体拮抗剂（MRA）：常用的 MRA 为螺内酯和依普利酮。联合 MRA 治疗可能会增加高血钾风险。

（3）钙离子拮抗剂是一类无绝对肾脏禁忌证的降压药物。

（4）β 受体阻滞剂常用药包括美托洛尔和比索洛尔等，比索洛尔在 eGFR<20 ml/（min·1.73 m^2）的病人中每日剂量不得超 10mg。兼有 α、

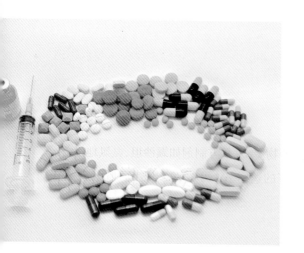

β 受体阻滞作用的第三代 β 受体阻滞剂阿尔马尔（阿罗洛尔）具有更好的降低蛋白尿和肾脏保护作用。

（5）利尿剂：氢氯噻嗪在 eGFR<30 ml/（min·1.73 m^2）的 DKD 病人应慎用；呋塞米片在肾功能中重度受损时仍可使用，必要时加大剂量，但要在有效血容量充足的情况下使用，否则可能会导致血肌酐升高。

（6）α 受体阻滞剂：常用的多沙唑嗪、哌唑嗪。

（7）其他：可乐定为中枢性 α$_2$ 受体激动剂，通过激活抑制性神经元，降低血管运动中枢的紧张性，使外周交感神经的功能降低，从而血压降低。

6. 糖尿病肾病高血压首选哪类药物

对糖尿病伴高血压且 UACR>300mg/g 或 eGFR<60 ml/（min·1.73 m^2）的病人，强烈推荐 ACEI 或 ARB 类药物治疗，因其不仅减少心血管事件，而且延缓肾病进展，包括 ESRD 的发生。对伴高血压且 UACR 30~300 mg/g 的糖尿病病人，推荐首选 ACEI 或 ARB 类药物治疗，可延缓蛋白尿进展和减少心血管事件，但减少 ESRD 风险的证据不足。

7. 糖尿病肾病高血压有何特点

（1）发生率高：在同等病情情况下，其高血压的发生率是非糖尿病肾病的2倍。

（2）顽固性高血压比例高：血管硬化等原因，收缩压很高，伴肾功能不全时收缩压及舒张压均较高，且不易控制。

（3）糖尿病肾病病人多伴有自主神经功能紊乱，血压波动大，控制困难，部分病人易出现体位性低血压。

（4）肾动脉狭窄合并存在：糖尿病病人往往伴肾动脉病变、粥样硬化等，在使用ACEI或ARB时易出现血肌酐升高，尤其合并利尿剂时，注意观察与处理。

（5）高血压病人常伴随其他并发症，如心脑血管病、视网膜病变等。糖尿病肾病和视网膜病变同时存在的概率可高达80%以上。

8. 糖尿病肾病高血压控制的影响因素有哪些

影响糖尿病肾病高血压控制的因素如下。①不健康的生活方式，包括盐的摄入过多，膳食不合理，体重不达标，吸烟和酗酒，缺乏运动。②精神压力大，睡眠差。③依从性差：不按医嘱服药。④使用影响血压的药物，如激素、促红素、止痛药、甘草制剂、麻黄素等。⑤明显的打鼾（医学上称"阻塞性睡眠呼吸暂停低通气综合征"）。⑥降压药物方案不合理或使用类型与剂量不合理。

9. 糖尿病肾病降压药使用原则

对于血清肌酐 ≤ 265 μ mol/L（3.0 mg/dl）的病人，排除禁忌证（双侧肾动脉狭窄、高钾血症、妊娠）后，应首选ACEI或ARB类药物。联合用药以ACEI或ARB为基础，加用二氢吡啶类（CCB），必要时可遵医嘱加上利尿药。合并有心绞痛病人可加用 β 受体阻滞剂。不推荐联合使用ACEI和ARB类药物。血压达标通常需要2种或2种以上的药物。单片复方制剂如缬沙坦、氨氯地平（倍博特）等在糖尿病肾病中应用具有较好的达标率，可达80%以上。血压控制不佳也可采用两种长效的CCB联合使用。

10. 提高糖尿病肾病高血压控制达标率的策略有哪些

（1）正确的生活方式：包括减少钠盐摄入，合理膳食，控制体重（使 BMI<24，腰围男性 <90 cm、女性 <85 cm），戒烟（避免被动吸烟），不饮或限制饮酒，增加运动（中等强度，每周 4 ~ 7 次，每次持续 30 ~ 60 分钟）。

（2）心理干预：减轻精神压力，保持心理平衡等。

（3）选择长效降压药（半衰期长的药物，如氨氯地平、培哚普利等，组织亲和力强的降压药。

（4）联合降压：2 ~ 3 种不同的降压药，如 ACEI/ARB 联合 CCB 等。

（5）采用单片复方制剂提高依从性。

（6）采用足剂量：双倍剂量或大剂量。

（7）寻找顽固性高血压的原因并进行干预。

（8）联合其他措施：控制血糖；调脂治疗；抗血小板治疗。

（9）肾脏去交感神经术（RDN）治疗：RDN 对于难治性高血压病人是一种新的治疗方法，SPYRAL HTN OFF — MED 研究的 3 个月中期试验结果显示，RDN 组病人 24 小时平均血压降低 5.5/4.8 mm Hg。

11. 糖尿病肾病为何要强化降压治疗

血压升高不仅是 DKD 发生发展的重要因素，也是决定病人心血管病预后的主要风险因素。在糖尿病病人中，血压对肾功能的影响亦很突出，收缩压超过 140 mmHg 的病人，肾功能下降速度为每年 13.5%；而收缩压 <140 mmHg 者每年肾功能下降的速度是 1.0%。国外大型研究显示，采用严格的血压控制显著减少了 2 型糖尿病病人微血管病变发生的风险。大量临床观察也证实，严格控制高血压能明显减少 DKD 的发生发展，可降低心血管事件和全因死亡率，因此必须持续积极控制血压为糖尿病病人到来心血管获益。强化降压也要注意其不良反应，尤其要注意脑卒中的发生问题。

12. 糖尿病肾病出现高血压会增加死亡率吗

糖尿病肾病合并高血压可使病人心脑血管事件的风险显著增加，而降压治疗与糖尿病肾病合并高血压病人的全因死亡率及心脑血管疾病等其他临床转归的改善显著相关。所以可以肯定，糖尿病肾病出现高血压会增加死亡率，因此要积极严格控制血压以降低死亡率。

13. 肾素－血管紧张素－醛固酮系统（RAS）抑制剂治疗糖尿病肾病的益处

对糖尿病伴高血压且UACR>300mg/g 或 eGFR<60 ml/（min·1.73 m²）的病人，强烈推荐ACEI或ARB类药物治疗，因其不仅减少心血管事件，而且延缓肾病进展，包括ESRD的发生。IDNT研究证实厄贝沙坦300mg对合并2型糖尿病和微量白蛋白尿的高血压病人（尿蛋白≥900mg/24h）具有肾脏保护作用，降低血肌酐倍增、ESRD、全因死亡的发生率。

对伴高血压且UACR 30~300 mg/g 的糖尿病病人，推荐首选ACEI或ARB类药物治疗，可延缓蛋白尿进展和减少心血管事件，但减少ESRD风险的证据不足。IRMA II研究证实厄贝沙坦对合并2型糖尿病和微量白蛋白尿的高血压病人（尿白蛋白排泄率：20~200μg/min）具有降低蛋白尿作用，降低其糖尿病肾病发生率。

对不伴高血压但UACR ≥ 30 mg/g的糖尿病病人，使用ACEI或ARB类药物可延缓蛋白尿进展，但无证据显示ACEI/ARB可带来肾脏终点事件（如ESRD）获益。有研究显示，双倍剂量的ACEI/ARB类药物治疗可能获益更多。可见2型糖尿病肾病伴不同程度蛋白尿者应用ARB获益大小也各不相同。

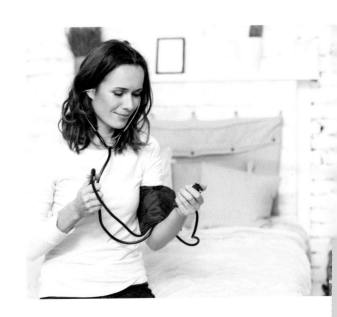

14. 24 小时动态血压检查在糖尿病肾病高血压中如何应用

糖尿病肾病病人常常出现杓型高血压、顽固性高血压比例较高、血压控制较难、波动较大。24 小时动态血压检查，其测量次数多，无测量误差，避免白大衣效应，可以测量夜间睡眠期间血压，鉴别白大衣高血压和检测隐蔽性高血压，诊断单纯性夜间高血压等，有助于判断糖尿病肾病病人高血压的严重程度、是否存在杓型或反杓型高血压，血压控制程度，指导降压治疗等。

15. 自我管理在糖尿病肾病高血压管理中的作用

糖尿病肾病病人出现高血压，表明糖尿病已出现明显的并发症。自我管理在长期的治疗和康复过程中显得尤其重要。定期的血糖、血压、血脂、蛋白尿、肾功能的监测，定期的专科门诊随访，进行包括药物和饮食在内的治疗方式的调整，这些都很重要。家庭自测血压是自我管理的重要内容，有助于帮助医师了解血压的控制情况，以便及时调整降压药物等。自测家庭血压 3 次 / 日，相对固定时间，如早上 6~7 点、下午 2~3 点、晚上 8 ~ 9 点。

16. β - 受体阻滞剂在糖尿病肾病高血压治疗中如何应用

β 受体阻滞剂常用药包括美托洛尔、比索洛尔和阿尔马尔（兼有 α、β 受体阻滞作用的第三代 β 受体阻滞剂）。肾功能异常对美托洛尔的清除率无明显影响，DKD 病人无需调整剂量，但比索洛尔从肾脏和肝脏清除的比例相同，eGFR<20 ml/（min·1.73 m^2）时每日剂量不得超过 10 mg。而阿尔马尔具有良好的降压作用、降低蛋白尿与延缓 CKD 进展，减少 CVD 并发症，且不导致胰岛素抵抗、异常脂代谢，更适合于糖尿病肾病高血压病人的治疗。

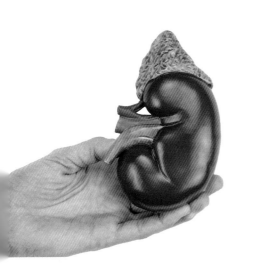

17. 糖尿病肾病病人会出现低血压吗

糖尿病肾病病人会出现低血压，尤其合并自主神经功能异常的病人，常见的原因有脑血管疾病（高血压诱发脑血管病，导致血管弹性降低，血容量减少，有可能导致低血压的情况发生）；服药不当（突然停药、换药、加大用量，都有可能导致低血压）；某些降压药有一定的副作用（如 α–受体阻滞剂，可致体位性低血压，服用血管紧张素转换酶抑制剂或血管紧张素受体拮抗剂等发生低血压，要考虑肾动脉狭窄可能）；低血糖。当出现肾功能异常时，严重代谢性酸中毒也可造成血管对内源性缩血管因子的反应性下降等而引起低血压。

18. 糖尿病肾病透析病人血压要控制多少合适

K/DOQI 指南指出，糖尿病肾病病人透析前 140/90mmHg，透析后 130/80mmHg，我国高龄病人 160/90mmHg。中国肾性高血压管理指南 2016 年版指出血液透析病人透析前血压收缩压 <160mmHg，45 岁以上要严格控制血压，透析血压收缩压 >140/90mmHg，透析后血压 >130/80mmHg 可增加死亡率，腹膜透析病人透析 <140/90mmHg、年龄 60 岁以上可放宽到透析前 <150/90mmHg。糖尿病肾病透析病人血压、糖尿病肾病透析病人透析后收缩压理想的靶目标值为 120~140mmHg，舒张压 70mmHg 左右。

19. 老年糖尿病肾病血压控制要注意哪些事项

老年糖尿病肾病高血压治疗的主要目标是收缩压达标。65 ~ 79 岁的老年人，第一步应降至 < 150/90 mmHg；如能耐受，目标血压 < 140/90 mmHg。降压过度可能增加脑缺血风险，降压治疗应以避免脑缺血症状为原则，宜适当放宽血压目标值。衰弱的高龄老年人降压注意监测血压，降压速度不宜过快，降压水平不宜过低，老年病人舒张压不宜低于 60mmHg。

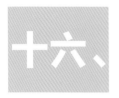

糖尿病肾病与中医治疗

1. 中医如何治疗糖尿病肾病

糖尿病肾病的中医治疗方法有内服法和外治法。内服法主要是依据病人不同的临床表现辨证施治、遣方用药外治法有药浴、足浴、离子导入法等，对于糖尿病肾病中后期出现的水肿、下肢麻木疼痛等症状有较好疗效。此外还有运动治疗、心理疗法、指压疗法、按摩疗法、刮痧疗法、针灸疗法、饮食疗法等，临床可综合运用。

2. 糖尿病肾病病人中药治疗是否有效

中医主要是通过对脏腑功能的整体调节，保持机体微环境的动态平衡，因此中医治疗糖尿病肾病具有一定疗效。目前研究表明，糖尿病肾病初期通过中医药健脾、化痰、活血等治疗，能够一定程度上控制糖耐量异常病人的血糖，改善病人胰岛素抵抗，提高靶细胞对胰岛素的敏感性。其次，配合中医的辨证论治，利用中药的活性成分，使肾脏的有效循环血流量逐步增加，改善肾脏缺氧缺血的状态，清除肾脏内堆积免疫复合物，修复肾脏的病理损伤，肾脏的滤过功能会得到改善，肾功能也能得到很好的恢复。另外，对于不同时期的糖尿病肾病病人，治疗方法也因人而异，不同分期的病人采取不同的治疗方法，可以起到改善症状、改善肾小球滤过功能、减少蛋白尿、保护肾功能的作用。

（吴竟）

3. 糖尿病肾病中医治疗有何优势

（1）发病早期可通过中医辨证施治，缓解症状，控制血糖，减少尿蛋白，延缓肾功能下降速度。

（2）配合中药治疗，可一定程度改善糖尿病引起的胃麻痹，从而增强药物吸收，稳定血压，改善糖尿病肾病病人的自主神经功能紊乱，防止体位性低血压的发生，降低糖尿病肾病病人使用 ACEI 或 ARB 类药物可能引发的低血压风险。

（3）对于"血糖难控因素"的治疗是中医的特长，通过消除可逆因素来达到降低血糖的效果和减少西药降糖药物的使用剂量与种类也是中医在糖尿病肾病治疗中的优势所在。

（4）糖尿病肾病出现肾功能不全，可通过中药保留灌肠延缓肾功能衰竭进程，提高生活质量。

（5）中医治疗糖尿病肾病针对病人全身症状进行调理，个体化更强，病人容易耐受。

通过中医药的辨证治疗，可以改善糖尿病肾病病人的临床症状，如"三多一少"、腰酸痛、轻度浮肿等。

4. 糖尿病肾病中医治疗应注意哪些问题

（1）糖尿病肾病的中医病机主要是久病入络、肾络受损、封藏不固、精微下泄、开阖失司，开多阖少则夜尿频频，开少阖多则尿少水肿。因而针对糖尿病肾病此类症状的治疗应注意塞因塞用，益肾为本，固其封藏，正其开阖，涩精利尿，通涩并用。

（2）微血管病变是糖尿病肾病核心的发病机制，即中医络脉损伤，因此必须重视活血化瘀通络法在糖尿病肾病临床治疗上的应用。

（3）避免大剂量或长期使用有肾毒性的中药，如关木通、汉防己、斑蝥、蜂毒、益母草、雷公藤等。

（4）糖尿病肾病为临床难治之症，应谨守病机，宗其法而处方药。

（5）应强调中西医结合治疗，不要排斥西医药治疗，如果 ACEI、ARB 等。

5. 糖尿病肾病如何进行中医辨证分型

（1）燥热阴虚型：多见于糖尿病肾脏Ⅰ期及Ⅱ期。主证：烦渴多饮、多食善饥，形体消瘦，舌红少苔，脉细数。治宜养阴清热润燥。

（2）气阴两虚型：相当于早期糖尿病肾病期，即微量蛋白尿期，也见于少部分临床糖尿病肾病期的病人。主证：口干舌燥、烦渴多饮、消瘦乏力、尿频清长、尿浊且甜，腰酸腿软、舌瘦黯少苔、脉细数。治宜养阴益气。

（3）脾肾气（阳）虚型：多见于临床糖尿病肾病期，即持续蛋白尿期。主证：小便频数清长，或浑浊如脂膏，或少尿，面色㿠白，腰膝酸软，肢体浮肿，舌淡胖苔白黄相间，脉细滑。治宜健脾温肾渗湿。

（4）阳虚湿浊瘀阻型：相当于糖尿病肾病终末期，即尿毒症期，此型最为恶候。主证：神疲乏力，胸闷憋气，纳呆呕吐，头晕目眩，面色黧黑或㿠白，尿少，常温如脂膏，甚至尿闭，腰酸膝软，浮肿阳痿，舌淡胖苔黄腻，脉滑数。治宜滋肾助阳，降浊化瘀。

6. 早期糖尿病肾病中医治疗常用的经验方有哪些

（1）辨证属脾肾亏虚、血行无力者，多治以健脾益肾、活血祛瘀，如张振忠运用参芪糖肾安汤（黄芪、丹参、女贞子、旱莲草）对降低尿蛋白、隐血及尿糖效果显著；韩振君运用金匮肾气丸加入丹参、牛膝、白花蛇舌草等，温肾健脾、活血利水，调补气血阴阳，有效降低血肌酐、尿素氮指标。

（2）辨证属气阴两虚、兼夹血瘀者，多以六味地黄丸为基础方，如代丽娟自拟胃肾养阴汤（黄芪、生白术、党参、茯苓、玄参、麦冬、五味子、山药、黄精、石斛、知母等），以胃肾两脏为中心，清热生津、益气养阴；王宪华运用黄芪消渴方（黄芪、丹参、生地、山茱萸、淮山药、茯苓、泽泻、益母草、天花粉、川芎）明显降低尿蛋白、改善病人肾功能。

此外，针对糖尿病肾病早期尿中微量蛋白、夜尿增多、小便清长等症状，辨证属中医肾气损伤的范畴，多从补肾涩精法论治，用药如肾气丸、五子衍宗丸、缩泉丸等。

7. 我国近年在糖尿病肾病中医治疗上有何进展

纵观今之医家对糖尿病肾病中医的治法的研究，理论探讨或经验总结者居多。李平教授重视益气养阴活血通络治法治疗糖尿病肾病，并以此法所组的糖肾方临床试验表明有较好疗效，可降低蛋白尿和延缓糖尿病肾病的进展。

张琪教授认为脾肾亏虚是糖尿病肾病发病的主要病机，血瘀贯穿于糖尿病肾病发病始终，故临床重视健脾补肾、活血化瘀。周仲瑛教授认为传统的阴虚燥热病机不能全面反映糖尿病肾病的基本病机，提出热邪在糖尿病肾病发病中占有重要地位，热邪进一步又可分为燥热、湿热、瘀热、痰热，临床应重视清热治法。

仝小林教授将1型糖尿病导致的肾病称作为消瘅肾病，2型糖尿病导致的肾病称作为脾瘅肾病，他认为糖尿病肾病的核心病机为虚、瘀、浊，临床把虚实同治，标本兼顾作为治疗原则，把补益正气、活血通络、温阳泻浊作为基本治法。

吕仁和教授基于《黄帝内经》脾瘅、消渴、消瘅论述，提出分期论治消渴病的学术思想，认为糖尿病肾病属于消瘅期，消瘅期的主要病机为血脉瘀滞，临床重视活血化瘀治法治疗DKD。

柴可夫教授认为糖尿病肾病的发病与风邪密切相关，风邪不仅可由外感而来，也可因虚而生，内外相合、风邪伏络是糖尿病肾病的核心病机，因此治疗上多配合祛风药搜剔络脉。

8. 糖尿病肾病如何用中西医结合治疗

（1）西药严格控制血糖、血压，中药治疗肾脏本病，辨证采用补肾活血、温补脾肾等方法以保护健存肾单位。

（2）以中药加强西药的疗效：对于一些病人西药降糖、降压不理想者，可结合现代中药药理研究辨证选取中药配合治疗以增强疗效。

（3）以中药减轻西药的毒副作用：如降糖药中的双胍类较易引起胃肠道反应，可配合中药益气健脾等方药，以减轻和消除胃肠道不良反应。

9. 糖尿病肾病常用的中成药有哪些

（1）肾炎康复片：每次服5片，每日3次。本方益气养阴，用于肝肾阴亏气阴两虚蛋白尿、血尿病人者。

（2）黄葵胶囊：每次服用5粒，每日3次。本方清热利湿、解毒消肿，用于湿热证之蛋白尿、血尿、水肿者。

（3）消渴丸：成人每次口服剂量根据血糖值而定，一般每次5~10粒，每日3次，用于糖尿病肾病阴虚燥热者。

（4）麦味地黄丸：每次服用6g，每日3次。本方滋阴补肾、养阴生津，用于糖尿病肾病肺肾阴虚者；

（5）济生肾气丸：每次服用6g，每日3次。本方温补肾阳、化气行水，用于糖尿病肾病肾阳不足，水肿尿少者。

（6）益肾化湿颗粒：每次服用1袋，每日3次。本方健脾益肾、化湿消肿，用于糖尿病肾病脾虚湿盛证蛋白尿、水肿的病人。这些中成药大多数在联合 ACEI 或 ARB 的基础上使用。

10. 在糖尿病肾病治疗中虫草制剂有何作用

根据现代药理学的研究，虫草特别是冬虫夏草，含有虫草酸、蛋白质、一些不饱和脂肪酸，具有补肺肾、止咳、补益、养精血等作用，对人体的免疫系统、血液系统等全身各系统具有良好的调节作用。目前市面上虫草类制剂有如百令胶囊、金水宝胶囊、至灵胶囊等。糖尿病肾病属中医"消渴"范畴，病机以燥热阴伤为主，而虫草类制剂具有补虚损、益肾保精的作用，有助血糖、血脂控制、抗氧化作用等，有助于填补脏腑阴阳，对糖尿病肾病具有显著功效，可使蛋白尿状况、肾功能得到改善。

11. 糖尿病肾病平时应注意哪些中医调理

保持情志平和，制定并实施有规律的生活起居制度；所谓"药食同源"，在接受药物治疗同时可兼用食疗。可用作饮食治疗的中药有党参、黄芪、山药、冬虫夏草、茯苓、山萸肉、麦门冬、玉竹、黄连、三七等。另有消蛋白粥，即芡实30g、白果10枚、糯米30g煮粥，每日1次，连服数月，有蛋白尿者可用。芪玉汤，即黄芪、玉米须、糯稻根各30g，煲水分次饮用。

12. 糖尿病肾病中医如何分期治疗

糖尿病肾病依据其临床表现及相关实验室检查可大致分为早期、临床期、终末期糖尿病肾病。

（1）早期中医辨证为气阴两虚为主，治疗以益气养阴为主，益气常用党参、黄芪、白术、茯苓、五味子等，养阴多用黄精、太子参、生地、山药、山萸肉、玄参、沙参、麦冬等。

（2）临床期以阴阳两虚（脾肾两虚）为主，治疗以补益阴阳、健脾补肾为主，多选用山药、黄芪、茯苓、白术、党参、陈皮、薏苡仁、砂仁、山萸肉、熟地、怀牛膝、菟丝子、续断等。

（3）终末期以阴阳两虚为主，治以阴阳并补，多选用熟地、怀牛膝、补骨脂、菟丝子、肉桂、玉竹、石斛、枸杞等。

13. 糖尿病肾病中医治疗应注意哪些事项

（1）糖尿病肾病是慢性疾病，中药虽具有补益作用，中医强调"正气存内，邪不可干"，但绝不等于乱服或长期服用滋补品，要在中医师的指导下使用。

（2）糖尿病肾病不等同于肾虚，切勿滥用补肾药物及食物，不仅对病情没有好处，还可能耽误疾病的治疗，适得其反。

（3）目前许多小型临床研究结果提示，中医对于早期糖尿病肾病的治疗效果显著，但缺乏高质量的循证医学证据。因此对于糖尿病肾病中晚期血糖、尿蛋白、肌酐值长期控制不佳者，建议积极中西医结合治疗，不应一味追求单一治疗途径。

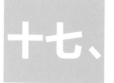

糖尿病肾病与器官损害的评估

1. 糖尿病肾病常见的靶器官损害有哪些

　　糖尿病肾病由糖尿病微血管病变引起，是糖尿病主要的并发症之一，是引起 ESRD 的主要原因，常常与糖尿病其他靶器官损害并存。糖尿病肾病常见的靶器官损害有：心脏、脑、肾脏、大动脉、足、视网膜、胃肠道、生殖器等。糖尿病微血管慢性并发症的靶器官损害包括糖尿病性视网膜病变、糖尿病性肾病、糖尿病性心肌病、心律失常、糖尿病性周围神经病变、糖尿病性便秘、阳痿或性淡漠等；糖尿病大血管慢性并发症的靶器官损害包括冠心病、脑血管病、糖尿病足以及外周动脉病变等。

2. 如何评估糖尿病肾病心脏损害

　　糖尿病肾病常常合并心脏损害，是糖尿病肾病病人死亡的首要原因，所以监测糖尿病肾病病人心脏损害在慢性病管理中非常重要。在糖尿病肾病疾病进展过程中可通过血压、血脂、血糖、肌酐、蛋白定量等指标情况以及心脏形态和功能来评估心脏损害情况。

（张燕林、林威远）

定期行心电图检查 S–T 段的改变；必要时可进行 24 小时动态心电图和（或）心脏负荷试验（如活动平板试验、踏车运动试验、二阶梯运动试验等）。X 线、超声心动图和心向量图检查有无心脏扩大，心肌酶检查对心肌梗死可起辅助诊断作用；CT 检查心脏形态，心功能、心肌组织检查和心肌灌注的定量和定性分析，确定有无冠心病的存在；磁共振成像可发现心脏大血管病变和心肌梗死部位；PET–CT 可显示早期心肌代谢异常，但价格昂贵，经济条件许可者可以选用；核素心脏显像包括静息时心肌显影和结合运动试验的动态显影，包括单光子发射计算机断层显像，进行心肌梗死定位和冠心病的早期诊断；冠状动脉造影是诊断冠状动脉粥样硬化性病变的金指标，可明确诊断并定位指导选择治疗方案，判断预后，但应注意 X 综合征病人可有典型心绞痛表现，但冠状动脉造影结果可能为阴性，因其可能由小血管痉挛所引起。

3. 糖尿病肾病为何脑卒中发生率较高

糖尿病是脑卒中，尤其是缺血性脑卒中的危险因素之一。有研究表明，糖尿病脑卒中发生率为非糖尿病病人的 4 倍，而且糖尿病病人脑卒中的死亡率、复发率均高，病变恢复慢，占 2 型糖尿病病人死亡原因的 10% ~ 15%。糖尿病肾病病人尤其是进入 ESRD 阶段，脑卒中发生率明显升高，这与病人高血压显著相关，此外高脂血症、高血糖、肥胖等因素更是动脉粥样硬化形成的"加速器"，导致脑部、心脏、下肢动脉等多处大血管闭塞而影响正常血供。

4. 糖尿病肾病早期肾损伤有哪些生物标记物

糖尿病肾病早期肾损伤临床上常用的生物标记物有：微量白蛋白尿的检测及肾小球滤过率、胱抑素 C 等。微量白蛋白尿的出现通常被认为是早期肾脏病变，但其也是糖尿病人群微血管和大血管病变的危险因素。

肾小球滤过率（GFR）是糖尿病肾病分层的有效指标，对于确诊糖尿病肾病的病人，应定期测定血肌酐，并计算 eGFR，评估疾病的进展情况。循环中的胱抑素 C 仅经肾小球滤过而被清除，并在近曲小管重吸收，但重吸收后被完全代谢分解，不返回血液。因此，其血中浓度由肾小球滤过决定，而不依赖任何外来因素，如性别、年龄、饮食的影响，是一种反映肾小球滤过率变化的理想同源性标志物。

其他微量蛋白检测包括 α_1 微球蛋白、β_2 微球蛋白、视黄醇结合蛋白（RBP）、T–H 糖蛋白（THP）和尿酶的检测如 N– 乙酰 –β– 氨基葡萄糖苷酶（NAG）也是糖尿病肾病早期损伤的标志物。

5. 糖尿病肾病病人心肌梗死有何特点

糖尿病是冠心病的独立致病因素，糖尿病肾病病人出现心肌梗死和代谢异常明显相关。特点是一般女性病人更常见，其原因与更年期性激素下降相关；因糖尿病心脏自主神经病变而多为无痛性心肌梗死；心肌梗死多为急性心梗，梗死面积较大且死亡率高，常合并室性心律失常，这与冠状动脉粥样硬化弥漫性、多分支受损相关。糖尿病肾病病人心肌梗死可以为无痛性，需要注意，不要漏诊。

6. 糖尿病肾病病人心衰有何特点

糖尿病肾病病人出现心力衰竭时除因冠脉供血不足、高血压心脏劳损所致的泵功能衰竭外，常伴有体内血容量超负荷，尤其是已经进入透析阶段的病人，多为充血性心衰。早期呈无症状性舒张功能障碍，一旦出现心衰则以急性左心衰竭为主，晚期左心功能不能代偿后，心室腔扩张，进入慢性充血性心力衰竭，顽固性心衰甚至猝死。射血分数保留的心衰（所谓舒张期心衰）在糖尿病肾病中比例较高。

7. 如何评估糖尿病肾病病人血管顺应性

动脉顺应性是指血管壁的缓冲能力，是动脉血管壁的内在弹性特性，动脉顺应性的降低可能是早期血管损害的一个标志。随着糖尿病肾病的发展，GFR逐渐降低，并最终进展至尿毒症，此时因肾脏排泄功能等降低，水钠潴留、酸碱平衡代谢紊乱、高磷低钙以及肾素–血管紧张素–醛固酮系统的激活，使得非透析的终末期糖尿病肾病病人的血压更难控制，血压常常失去昼夜节律，夜间血压持续在高水平，体内纤溶酶原激活物抑制物、细胞间黏附分子等因子显著升高，加剧了血管的硬化，所以血管顺应性和血压、动脉粥样硬化、心衰等密切相关。

目前多采用 SV/PP（每搏量/脉压）来评估主动脉顺应性，这一比值在心血管疾病危险性增加中起重要作用，甚至可在人口统计中不依赖于年龄和左心室质量指数预测高血压病人心血管疾病死亡事件。检测的血管多为桡动脉、颈动脉及股动脉。脉搏波传导速度（PWV）是动脉僵硬度常用的评估指标，可由血管超声设备测得，且可以检测不同动脉节段，如颈动脉–股动脉、颈动脉–桡动脉或肱动脉—踝部动脉节段的脉搏波传导速度，反映两个阶段之间动脉硬化程度。

心踝血管指数（CAVI）是一项新的反映血管僵硬度的有用指标，且不受即刻血压的影响。增强指数（AI）是通过检测桡动脉脉搏波形得到，能够提供大动脉弹性、肌性动脉僵硬度及波反射的信息，受平均动脉压、年龄、性别和心率的影响，能够定量反映全身动脉系统的弹性，是评估动脉顺应性的重要参考。

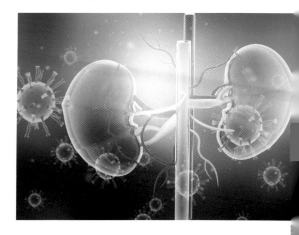

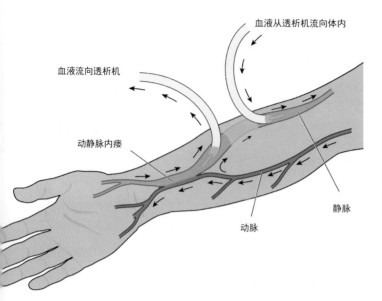

血液从透析机流向体内

血液流向透析机

动静脉内瘘

静脉

动脉

管造影（MRA）以及必要时创伤性血管检查，进一步评估病变程度。

9. 糖尿病肾病眼底病变有哪些类型

糖尿病肾病多伴发眼底病变，这是其微血管并发症之一，主要由视网膜微血管损害所导致引起的一系列病变，可分为非增殖期和增殖期，共有 6 期。

1 期：有微动脉瘤或并有小出血点。

2 期：有黄白色"硬性渗出"或并有出血斑。

3 期：有白色"软性渗出"或并有出血斑。

4 期：眼底有新生血管或并有玻璃体出血。

5 期：眼底有新生血管和纤维增生。

6 期：眼底有新生血管和纤维增生，并发视网膜脱离。

其中 1、2、3 期为非增殖期（没有新生血管形成），4、5、6 期为增殖期（有新生血管形成），是在非增殖型糖尿病视网膜病变的基础上进一步发展的结果。

8. 糖尿病肾病病人下肢外周动脉病变如何评估

糖尿病下肢外周动脉病变临床表现各异，与血管闭塞水平、程度、部位、侧支循环建立情况相关。早期可根据下肢怕冷、皮肤苍白、水肿等表现，有部分病人甚至出现小腿抽筋、疼痛至夜间不能寐，疼痛在行走时加重，出现间歇性跛行，伤口久难愈合。出现上述这些症状均应考虑糖尿病肾病伴外周动脉病变，应及时就诊行外周动脉病变的评估。糖尿病足可行踝肱指数测定、血管彩超检查，下肢血运可行螺旋CT 血管造影（CTA）和磁共振血

10. 糖尿病肾病眼底病变如何检查

（1）散瞳眼部检查：检查时，先给予滴眼液以使瞳孔散大，在瞳孔散大后，即可观察眼睛的后部，即视网膜，也就是眼睛中被糖尿病眼底病变损伤的部分。

（2）数字视网膜成像：进行这项检查时，技师会先用一种特殊的摄像机对眼睛拍照，然后将图像发送给眼科医生，由后者判断是否存在病变。如果病人过去的眼部检查都正常，可采用这种检查，否则应进行散瞳眼部检查。

（3）眼底荧光血管造影可动态观察视网膜循环情况，特别是视网膜微循环的改变，如微血管瘤、出血、荧光渗漏点、无灌注区和新生血管等。因此眼底荧光血管造影是糖尿病视网膜病变诊断分期与激光治疗的重要依据。

（4）眼底光学断层扫描（OCT）检查：OCT是近年来眼科应用的新的检查技术，其优点是无创、客观，对于糖尿病性黄斑病变具有重要诊断价值。在有条件的医疗，OCT已经作为糖尿病黄斑水肿的常规检查方法。

11. 如何及时发现下肢血管病变

下肢血管病变的早期临床表现为行走时出现下肢无力、大腿或小腿肌肉疼痛以及间歇性跛行。体格检查可发现下肢尤其是膝关节以下体毛脱落、皮下脂肪萎缩、指甲增厚、体位性皮肤发红等。相关临床检查包括如下几方面：

（1）全面的动脉体格检查：胫前、胫后动脉搏动触诊及股动脉杂音听诊。

（2）踝/肱指数（ABI）测定：检查时取仰卧位，用多普勒听诊器的气袖分别置于双侧踝部及上臂，测量踝部胫前或胫后动脉以及肱动脉的收缩压，得到踝部动脉压与肱动脉压之间的比值。

（3）下肢动脉彩超检查：可显示动脉管壁情况。

（4）血管成像：通过CTA或磁共振血管成像，必要时行数字减影血管造影以明确血管病变的部位及严重程度。

12. 糖尿病的微血管病变包括哪些

（1）糖尿病视网膜病变：早期可先出现视网膜血管生理学的亚临床改变，如视网膜小静脉增宽等；之后可能伴有其他的非增殖性表现，如硬性渗出、软性渗出；进一步发展到增殖期，严重者可导致视力丧失。

（2）糖尿病肾脏病变：表现为尿蛋白的增加和估算的肾小球滤过率的下降。

（3）糖尿病神经病变：部分单神经病、神经根病和急性痛性神经病变可能是一过性并能恢复的，而感觉神经和自主神经病变通常会逐渐进展，这种进展与病人血糖控制有关。

（4）糖尿病脑血管病变：认知障碍是糖尿病的常见并发症。

（5）骨骼肌、心肌、脂肪和皮肤的微血管系统也可出现相应病变。

13. 糖尿病肾病病人估算的肾小球滤过率（eGFR）如何评估

在临床实践中，测定肾小球滤过率（GFR）较复杂，因此常通过血清标志物估算肾小球滤过率。目前常用的 eGFR 评估：以血肌酐计算的 Cockcroft-Gault 公式、MDRD、简化 MDRD 公式、CKD-EPI 公式、中国改良 MDRD 公式，以血半胱氨酸蛋白酶抑制剂（Cystatin C）来估算的 7 ～ 8 种公式、以及 5 种联合 Scr 与 CysC 的 eGFR 公式。慢性肾脏病流行病学协作组（CKD-EPI）肌酐方程最为适用。

14. 糖尿病肾病病人 eGFR 评估有何意义

（1）作为 CKD 分期的依据之一。

（2）评估肾功能恶化的速度：eGFR 下降意味着基础疾病有所进展或者出现了叠加效应且常常是可逆的问题，比如血容量不足所致的肾脏灌注降低。

（3）eGFR 可作为干预治疗的疗效评估：DKD 干预治疗后，eGFR 增加可能表明糖尿病肾病改善。

（4）确定替代治疗的开始时机：eGFR<15ml/（min·1.73m^2）可考虑透析治疗。

（5）经肾排泄药物的剂量调整的依据：许多经肾脏排泄的药物，尤其抗生素在使用时要根据 eGFR 进行调整。

（6）有助于确定 DKD 病人的预后：eGFR 如果下降 >5ml/（min·1.73m^2）则属于快速进展型肾病，预后不佳。

15. 糖尿病病人如何早期评估肾损害

（1）检测尿白蛋白：微量白蛋白尿是糖尿病肾病早期的临床表现，其推荐使用的评价指标为尿微量白蛋白 / 尿肌酐比值（ACR）。尿白蛋白作为诊断依据时需进行长期随访，多次检测，结果重复时方可做出判定，且需排除其他可引起白蛋白尿的病因。

（2）肾小球滤过率：肾小球滤过率与糖尿病肾病的严重程度及肌酐水平密切相关。

（3）血清 Cystatin C：血清 Cystatin C 的浓度与年龄和性别以及肌肉比重无关，不受非肾病因素的影响，Cystatin C 对于检测肾小球滤过损害比内生肌酐清除率具有优势，能作为反映糖尿病肾病早期肾损伤的指标。

（4）尿 NAG 酶：NAG（N-乙酰 -β-D- 氨基葡萄糖苷酶）是体内一种重要的溶菌体水解酶，在近曲小管上皮细胞中含量较高。NAG 相对分子量较大（130000 ～ 140000），不能由肾小球滤过，在肾脏受损时由细胞内释放至肾小管中，DKD 病人测定尿 NAG 酶可反映早期肾小管损伤。

（5）尿视黄醇结合蛋白：视黄醇结合蛋白（retinol blinding protein，RBP）为血浆中由肝脏分泌的一种小分子蛋白质，半衰期较短，是血液中维生素 A 的特异转运蛋白，经肾小球滤过，被肾小管重吸收，可作为肾小管重吸收功能的敏感指标。当肾小管功能损伤时，尿视黄醇结合蛋白重吸收和降解受影响，尿 RBP 升高，可作为 DKD 肾小管损伤的指标。

（6）病理检查：糖尿病肾病主要引起肾小球病变，表现为肾小球系膜增生、基底膜增厚和 K-W 结节等。早期可能只有系膜基质增加，基底膜增厚等。

16. 糖尿病肾病病人外周血管内皮细胞检测的意义

血管内皮细胞是衬贴于血管腔面的单层扁平细胞，对于维持血管的正常功能有重要作用，而外周血管内皮细胞是指在生理或病理情况下从外周血中测得的血管内皮细胞，是血管内皮细胞状态潜在的反映，其数量上的变化反映血管内皮细胞受损的程度。

长期高血糖可直接或间接损害内皮细胞功能，并且与内皮细胞损伤/激活有关。糖尿病病人外周血管内皮细胞数目显著高于正常人，特别是出现微量白蛋白尿时，其外周血管内皮细胞升高尤为明显，并且外周血管内皮细胞数量与白蛋白排泄呈正相关。糖尿病病人在出现白蛋白尿之前已普遍存在血管内皮功能障碍并渐进加重，白蛋白尿与内皮功能障碍程度存在一定相关性，外周血管内皮细胞检测可作为早期糖尿病肾病的预测指标。

17. 糖尿病肾病病人颈动脉增厚的检查及其意义

糖尿病肾病病人颈动脉厚度通常采用彩超检查进行测量，即测量颈动脉管腔—内膜界面与中膜—外膜界面之间的距离（即颈动脉壁内膜与中膜的厚度之和）。糖尿病病人血管病变的病理基础是动脉粥样硬化，是一种系统性疾病，血管病变非常广泛，一处血管病变提示其他部位血管可能也有病变。颈部动脉位置表浅、走行固定、易测量，重复性好，颈动脉组织学检查和超声评价具有很好的一致性，目前已成为超声探查大血管病变的主要观察部位。

颈动脉增厚可早期反映动脉粥样硬化病变的发生、程度和范围，并能独立预测心脑血管疾病事件。颈动脉增厚对糖尿病微血管病变早期发现、早期预防有重要临床价值，每位糖尿病肾病的病人均应常规进行颈动脉增厚的检测。

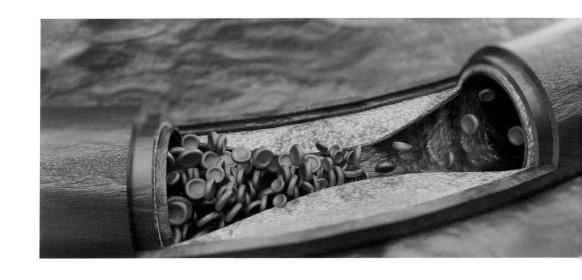

18. 糖尿病肾病肾内动脉阻力指数检测有何意义

糖尿病肾病的主要病理改变是肾小球毛细血管基底膜逐渐增厚以及毛细血管和肾小球的阻塞，在血流动力学上使血流前向的阻力增加，其结果可引起肾内动脉阻力的逐步升高。多普勒超声可以无创伤性地获得反映血流变化的多普勒频谱，并测得各血流参数值，可以在病变较早时就探测到肾内动脉阻力指数的变化。

肾内动脉阻力指数（RI）计算公式为：（收缩期峰值流速－舒张末期流速）/ 收缩期峰值流速，其正常值为 0.55 ~ 0.7。RI能反映糖尿病肾病损害程度，对早期诊断糖尿病肾病及检测糖尿病肾病的进展具有重要的作用。RI 正常者，其病变可能仅局限于肾小球；RI 升高者，其病变可能已累及肾小管间质；RI 越高，糖尿病肾病临床分期越晚。

十八、糖尿病肾病与随访管理

1. 糖尿病肾病病人如何随访

随访的内容主要包括如下：①了解病人的一般状况（饮食、睡眠、运动、体力以及精神心理等）并加以指导。②了解病人血压、尿量、体重以及是否有浮肿等并给予分析指导。③了解病人的理化检查，同时予以分析和调整治疗方案。

随访的时间间隔也应根据疾病的轻重不同区分：如果在早期糖尿病肾病阶段（尿蛋白 <0.5g/d），血糖和血压比较稳定时可以 3 个月到半年随访一次；如果糖尿病肾病大量蛋白尿（尿蛋白 ≥ 0.5g/d）或者出现肾功能异常，应该两周或一个月就应该到医院复诊随访，并且建议到肾病专科诊治。

2. 糖尿病早期多长时间应检测一次尿微量白蛋白 / 尿肌酐比值

1 型糖尿病病人一般 5 年后才会发生糖尿病肾病，因此 1 型糖尿病病人一般 5 年后应开始进行糖尿病肾病的筛查；2 型糖尿病病人在诊断时即可伴有糖尿病肾病，因此确诊 2 型

（吴强、庄永泽）

糖尿病后每年应至少进行一次肾脏病变筛查，筛查包括尿常规、尿微量白蛋白/尿肌酐比值（ACR）和血肌酐（用于计算 eGFR）。这种筛查方式有助于发现早期肾脏损伤。

推荐采用随机尿测定 ACR。24 小时尿白蛋白定量与 ACR 诊断价值相当，但前者操作较为繁琐。随机尿 ACR ≥ 30 mg/g 为尿白蛋白排泄增加。在 3~6 个月内重复检查尿 ACR，3 次中有 2 次尿蛋白排泄增加，排除感染等其他因素即可诊断白蛋白尿。临床上常将 ACR 30~300 mg/g 称为微量白蛋白尿， ACR>300 mg/g 称为大量白蛋白尿。ACR 升高与 eGFR 下降、心血管事件、死亡风险增加密切相关。ACR 测定存在较多影响因素，如感染、发热、显著高血糖、显著高血压、24 小时内运动、心力衰竭、月经等，结果分析时应考虑这些因素。

3. 糖尿病肾病病人随访应做哪些检查

检查主要分为一般检查：尿量、血压、体重、视力等。肾损害相关检查如：尿常规、尿蛋白定量、尿微量白蛋白/尿肌酐比值、肾功能、电解质、血常规、泌尿系统超声等。糖尿病及心脑血管并发症指标检查包括空腹及餐后血糖、糖基化血红蛋白、血脂、血尿酸、心电图、心脏及血管超声、眼底、颅脑 CT 或 MR 等。以上检查并非每次随访都要进行，可以根据病情及既往检查情况而定。

4. 糖尿病肾病病人随访应注意哪些事项

（1）注意血糖水平的控制，但也不是越低越好，将糖基化血红蛋白控制在 6%~7% 比较安全，另外应根据肾功能情况合理选择降糖药物。

（2）如果在随访过程中出现短期内血肌酐升高、蛋白尿明显增加或出现肾小球源性血尿，要考虑合并其他慢性肾脏病，必要时需肾活检确诊。

（3）注意控制血压，应将血压控制在 130/80mmHg（1mmHg=133Pa）以下。以血管紧张素转换酶抑制剂（ACEI）/血管紧张素 II 受体阻滞剂（ARB）作为首选药物。使用过程中检测肾功能、血钾情况。

（4）注意早期即应限制蛋白质摄入量至每日 0.8g/kg，肾衰竭的病人可降低至每日 0.6g/kg。同时配合口服复方 α-酮酸治疗。

（5）平时最好能做好血糖、血压以及检查指标的记录，并妥善保管好自身的就诊资料，以便复诊时医生更准确快捷地分析指导。

（6）所有检测均应空腹抽血。餐后 2 小时血糖则餐后 2 小时抽血。

5. 糖尿病肾病随访时如何避免低血糖

糖尿病肾病病人因为肾功能的减退，一方面使得机体对降糖药物的清除力变弱，多余的降糖药物会使血糖进一步降低；另一方面，肾脏受损后，糖异生作用也随之减弱，机体的低血糖风险就会升高。相比较于高血糖，低血糖对肾脏的危害更大。

要避免低血糖应注意避免经常不按时吃饭、长时间空腹、剧烈运动、过量服用降糖药物等。还要养成定期测血糖的习惯，掌握血糖的变化情况，随时和医生进行沟通，及时调整降糖药物，防止过量使用降糖药物。平时可以随身携带一些含糖食物（饼干、糕点等）以备应急。随访空腹抽血结束就可以进早餐。

注射胰岛素病人在随访当天先不宜注射胰岛素，等抽血之后再注射胰岛素和进食早餐，所以要备好早餐。

6. 严格随访对改善糖尿病肾病病人的预后有什么益处

（1）严格随访，可以更好的监测病人血糖、血脂、血压、尿蛋白等变化，医生能够及时帮助病人调整药物的剂量、种类，有更高的血压、血糖达标率，以进一步减少尿蛋白定量，延缓疾病的进展，及减少糖尿病的并发症。

（2）严格的随访，可以明确病人糖尿病相关的并发症，如周围血管的硬化情况、糖尿病眼底病变情况，及时治疗。

（3）严格的随访，医生可以根据肾功能的变化，及时调整药物，有些主要经肾代谢的药物，肾功能减退时容易出现药物蓄积或高钾血症等严重不良反应，如果没有严格的随访，无法根据血糖、血压、血脂及肾功能变化及时调整药物，可能无法及时纠正药物过量、代谢产物蓄积、肾功能恶化，而加重病情，耽误治疗。

7. 糖尿病肾病肾功能不全病人随访时应关注哪些问题

（1）CKD-MBD（慢性肾脏病—矿物质骨代谢异常）：糖尿病病人本身常合并心脑血管及外周血管病变，而慢性肾功能不全的病人，又容易合并钙磷代谢的紊乱以及继发性的甲状旁腺功能亢进。越来越多的证据表明，CKD-MBD和慢性心血管事件的危险度密切相关，和血管钙化关系密切。存在血管或者瓣膜钙化的CKD 3~5期的病人是心血管疾病的最高危人群。而高磷血症是血管钙化特别是冠状动脉钙化的独立危险因素，临床上通过控制高磷血症可以减轻冠状动脉及主动脉的血管钙化。

所以糖尿病肾病肾功能不全的病人，要密切检测病人血钙、血磷、甲状旁腺素的水平，及时调节钙磷代谢。

（2）心衰：糖尿病肾病肾功能不全病人心血管的内膜的粥样硬化及中膜的钙化，导致心肌及血管的病变及钙化，另外糖尿病肾病病人容易出现大量的蛋

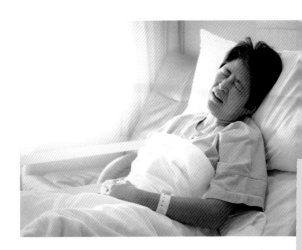

白尿、低蛋白血症、水钠潴留，进一步加重心脏负荷，而容易合并心力衰竭，所以应注意观察尿量、水肿情况，定期复查BNP、心肌酶谱、肌钙蛋白I、心脏超声、心电图、评估心功能情况。

（3）感染：糖尿病是感染的高危因素，所以平时生活中，要注意预防感染，减少皮肤破溃，及时处理伤口，避免感染加重；糖尿病容易合并周围神经病变，而出现感觉迟钝，一不小心就容易冻伤、烫伤而出现感染，平时生活中要注意预防这些情况发生，糖尿病肾病病人容易出现神经源性膀胱而出现尿潴留，进一步会容易发生尿路感染及影响肾功能，所以应定期检测尿常规及残余尿B超检查。

8. 糖尿病肾病何时转肾脏病专科诊治

（1）DKD进展至CKD 4~5期，考虑肾脏替代治疗者，有利于评估与指导选择何种肾脏替代治疗方式。

（2）出现CKD 3~5期相关的并发症，如贫血、甲状腺功能亢进、难治性高血压等。

（3）临床考虑非糖尿病肾病（NDKD），如eGFR短期内迅速下降、蛋白尿短期内迅速增加、肾脏影响血异常、多系统损害、血尿较为明显等，要转至肾脏病专科作进一步评估，必要时行肾穿刺活检。

9. 糖尿病肾病为什么需要多学科诊治与管理

临床上，糖尿病病人出现蛋白尿或GFR下降，并不能诊断DKD。在2型糖尿病病人中只有30%~40%的病人才罹患DKD，大部分糖尿病病人不发展为DKD。因此，糖尿病病人出现蛋白尿或GFR下降，首先必须明确是DKD，还是糖尿病合并了其他肾病（NDKD），或是NDKD和DKD并存。这需要依靠肾病专科医师来鉴别，通常需要行肾活检病理来区分诊断。

此外，糖尿病带来的危害是系统性的，包括糖尿病视网膜病变、DKD、糖尿病外周神经病变。与不合并DKD的糖尿病病人相比，DKD病人死亡率更高，且大部分死亡原因为心血管事件。因此DKD及其他糖尿病并发症的防治，需要内分泌科、心内科、神经内科和眼科等多学科合作，以肾病科为主的多学科合作是DKD防治的较为理想的模式。

10. 如何做好糖尿病肾病的三级预防与慢病管理

糖尿病肾病（DKD）的一级预防，采取措施预防 DKD 的发生，包括早期筛查、改变生活方式、控制血糖和血压；二级预防，早期治疗，延缓 DKD 的进展，出现白尿白尿或 eGFR 下降的 DKD 病人，予以综合治疗措施，包括优化降糖、降压、合理使用 ACEI/ARB 等，减少或延迟 ESRD 的发生。三级预防，包括针对晚期 DKD 的综合治疗，包括 ESRD 的肾脏替代治疗、降低 ESRD 的并发症，减少心血管事件及死亡风险、改善生活质量、提高生存率。

在 DKD 三级预防体系中慢性管理尤其重要。一级预防要从社区慢性管理开始，即糖尿病的管理、血压、体重及生活习惯等、科普宣传等。厦门中山医院肾内科的三师共管项目推广与应用，取得成功的经验。二级预防及三级预防则依靠各个专科建立的 CKD 管理中心的作用。可提高纳入管理的 DKD 各项指标的达标率、病人依从性，规范治疗措施，起到延缓 DKD 进展。血液透析中心及腹膜透析中心建立与管理同样重要。DKD 病人应自觉全程参与 CKD 的管理，才能更好配合医护团队诊疗，达到更好的疗效与

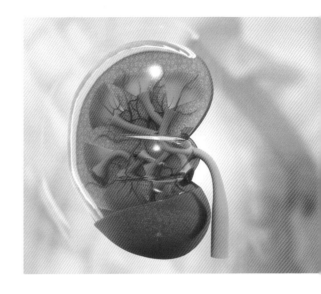

预后。

11. 糖尿病肾病病人如何合理利用线上医疗资源

"互联网＋医疗健康"使就诊更便捷，通过互联网和手机 App，减轻了病人挂号、结算、检查、住院的排队和办理困扰。在此次新型冠状病毒肺炎疫情期间，医疗咨询、方案调整等线上医疗发挥了很好的优势，使许多病人得到有效的指导与治疗，避免交通、去医院就诊等交叉感染的风险等。所以糖尿病肾病病人一定要学会利用线上医疗资源的能力，如网上预约挂号、咨询、科普教育学习等，这样在特殊情况下，就能保证自己得到及时的诊疗。

十九、糖尿病肾病与透析

1. 糖尿病肾病肾衰竭病人如何选择透析方式

糖尿病肾病肾衰竭选择透析方式与其他类型肾病导致的终末期肾病既有相同之处，也有糖尿病疾病本身的特点；既可选择血液透析，也可选择腹膜透析。

糖尿病肾病所致慢性肾衰竭，下列情况可优先考虑腹膜透析：①婴幼儿和儿童。②有心脑血管疾病史或心血管状态不稳定。③外周血管条件不佳，内瘘成熟可能困难。④凝血功能障碍伴明显出血或出血倾向（尤其眼底出血）。⑤尚存较好的残余肾功能。⑥需要居家治疗，或需要白天工作、上学者以及交通不便的农村偏远地区病人。

而下列情况可优先选择血液透析：腹部大手术史、广泛肠粘连、腹腔内巨大肿瘤及多囊肾、生活不能自理等。血液透析的优势在于清除小分子毒素及水分较腹膜透析快速且稳定，并且医生容易调整透析处方，且由医疗人员在透析中心执行，便于经常与医生交流。

病友了解不同透析方式的特点后，应结合自身情况综合考虑，并与医生充分沟通，最终选择合适自己的透析模式。不同透析方

（余毅）

式也不是一成不变的，必要时可以两种透析方式结合，或更换为另一种透析方式。

2. 糖尿病肾病引起肾衰竭应何时开始透析

一般认为，糖尿病肾病病人开始透析治疗应比非糖尿病肾病的早，早期透析有利于心、脑等重要器官的保护。糖尿病肾病病人肾小球滤过率（GFR）下降至20~30ml/（min·1.73m^2），即可开始做透析准备；当GFR进一步下降至15ml/（min·1.73m^2）；或（和）血清肌酐升至＞530μmol/L时，即应开始透析治疗；若出现高钾血症、代谢性酸中毒、明显的水钠潴留症状，或尿毒症明显症状，出现贫血、心包炎、消化道出血等严重并发症，即使GFR或血清肌酐没有达到上述水平也应进行透析。

但近年研究发现，并非所有人早期透析都优于晚期透析。70岁以上糖尿病肾病引起的终末期肾病早期透析反而增加死亡率，因此可推迟透析时机至GFR<10ml/（min·1.73m^2）。

3. 为何糖尿病肾病肾衰竭病人建立血管通路较为困难

糖尿病是一种全身代谢性疾病，疾病损害的主要是全身大大小小的血管。而血液透析病人建立内瘘所需的动脉、静脉均可因糖尿病造成损伤；加之糖尿病病人血液呈高凝状态，手术损伤血管内膜后更易形成血栓，导致内瘘失功；另外，糖尿病病人手术切口愈合困难，故人造血管内瘘的建立也容易并发感染和血栓形成的风险。关于导管作为血管通路，糖尿病病人中心静脉导管留置时间、通畅率和导管相关并发症，也均高于非糖尿病透析人群。

4. 糖尿病肾病肾衰竭能选择腹膜透析吗

完全可以。不少病人可能担心腹膜透析液含糖会导致血糖不易控制，事实上，葡萄糖是人体热量所必须，如果热量摄入合理，含糖腹透液并不会很大影响血糖控制。糖尿病肾病病人选择腹膜透析有以下优势：

（1）腹膜透析能更好地保护残余肾功能。

（2）腹膜透析持续缓慢进行，血流动力学相对恒定，对于易合并严重心脑血管疾病的糖尿病病人来说是比较安全的。

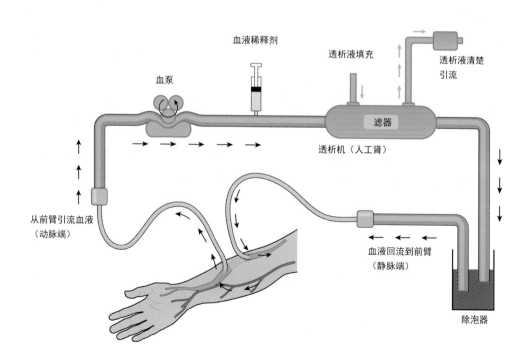

血液稀释剂

透析液填充

透析液清楚引流

血泵

滤器

透析机（人工肾）

从前臂引流血液（动脉端）

血液回流到前臂（静脉端）

除泡器

（3）腹膜透析常居家透析，交叉感染概率小。

（4）糖尿病病人通常血管条件较差，腹膜透析治疗无需血管通路。

（5）从腹透液中给予胰岛素比皮下注射胰岛素更方便，更符合生理需求，长期治疗可以减缓动脉粥样硬化。

（6）腹膜透析无需全身抗凝，对防止糖尿病病人眼底出血尤为重要。

（7）腹膜透析可居家操作，无需频繁来医院，特别适用于交通不便的人群。

5. 糖尿病肾病肾衰竭做腹膜透析对血糖及血脂有何影响

国内目前使用的腹膜透析液，均使用含糖 1.5% ~ 4.25% 透析液，因为含糖透析液可被机体吸收（腹膜有"吃糖的能力"），进而导致血糖升高，增加病人机体糖负荷量；另外，腹膜透析时间较长的病人，体内蛋白等营养物质流失较重，容易造成营养不良，血糖也较难控制，所以需要及时调整降糖方案。

腹膜透析也更容易并发脂质代谢紊乱，原因有以下三方面：

①由于腹膜透析液中的葡萄糖被机体大量吸收，多余的糖在胰岛素作用下，可促进血脂生成增多。②腹膜透析增加蛋白质的丢失，进而刺激肝脏合成过多的脂质。③"好的脂蛋白"高密度脂蛋白分子量较小，也易从腹透液中丢失。

6. 糖尿病肾病肾衰竭病人早透析好，还是晚透析较好

相对于非糖尿病肾病肾衰竭病人，糖尿病肾病肾衰竭病人还是提倡"早期透析"。一般情况下当肾小球滤过率（GFR）降至约 15ml/（min·1.73m^2）就可以进入维持性透析。早期透析能提高生活质量，改善预后。但由于糖尿病肾病肾衰竭病人常伴有高血压及视网膜病变等，水钠负荷较重，心衰较常见，肾功能下降速度较快，目前建议 GFR<15 ml/（min·1.73m^2）即应开始透析治疗。

但是，透析也并不是越早越好，无论血液透析还是腹膜透析均非生理过程，我们反对单纯依赖 GFR 来强调早期开始透析。如果病人没有任何临床表现，可以尽量保护其残肾功能；等待内瘘成熟，这样可以避免深静脉置管。而对于有并发症的病人，如：出现明显胃肠道症状、严重营养不良、液体潴留、高钾血症、严重感染、高血压和心力衰竭不易控制者，这些都可导致病人病情加重，因此提倡"适时透析"。70 岁以上糖尿病肾病病人可推迟透析时机 <10ml/（min·1.73m^2）。

7. 糖尿病肾病肾衰竭透析治疗的预后如何

糖尿病肾病肾衰竭透析治疗，较非糖尿病肾衰竭透析治疗的预后相对较差，预后较差的主要原因有以下几点：①高血压不易控制。②心血管并发症发生率高。③贫血相对较为严重。④血管钙化或硬化程度相对更重，从而致使瘘管建立和使用较为困难。而针对血液透析与腹膜透析这两种方式而言，除去年龄、并发症等因素，病人的长期生存率是相近的，没有发现很大的差别，但血液透析持续治疗的时间可以更长一些，应个体化选择透析方式。

8. 糖尿病肾病肾衰竭腹膜透析治疗腹膜炎发生率会较高吗

相对于非糖尿病肾病肾衰竭腹膜透析治疗而言，糖尿病肾病肾衰竭病人在腹膜透析治疗腹膜炎发生率会较高。这主要是由于糖尿病病人本身的易感性，营养状态也相对较差。糖尿病病人长期处于高糖水平，而高血糖带来的危害，可能导致机体凝血机制异常，降低中性粒细胞功能，从而增加伤口感染可能，延迟伤口愈合。所以强调对血糖的合理控制以及加强营养等治疗，以提高机体免疫力，从而降低腹膜炎的发生率，提高腹膜透析的治疗效果，提高生活质量。

也有研究认为，糖尿病肾病引起终末期肾病的腹膜透析治疗腹膜炎的发生率与非糖尿病肾病病人无明显差异。

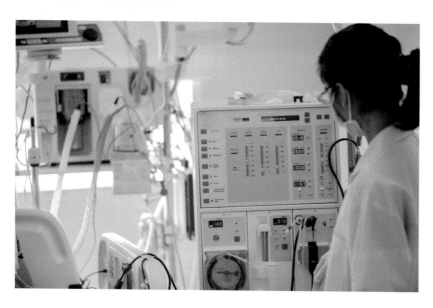

9. 糖尿病肾病肾衰竭临时置管为何容易形成血栓

糖尿病病人常合并高血压、胰岛素抵抗、脂代谢紊乱、向心性肥胖，引起血管平滑肌细胞增生，血管内皮细胞损伤，导致或加重动脉粥样硬化；长期高血糖促进蛋白非酶促糖基化修饰作用，形成糖基化终末产物，沉积于大、中、小血管，导致血管内皮细胞损伤；糖尿病病人由于内源性凝血系统的活化，纤溶活性的降低，血小板聚集黏附能力增强，导致机体处于高凝状态。糖尿病肾病肾衰竭病人临时置管时，在上述因素的基础上，置管穿刺等外来因素直接损伤血管，导致更易形成血栓。

10. 糖尿病肾病透析病人如何保护残余肾功能

残余肾功能，哪怕肾小球滤过率在 7ml/（min·1.73m^2）以下，仍有助于小、中、大分子毒素的清除，有利于水、钠、钾的排泄以及酸碱平衡和容量负荷的控制，还具有部分合成促红细胞生成素及维生素 D$_3$ 等内分泌功能。

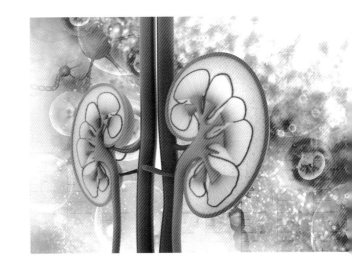

血液透析和腹膜透析均非生理过程，能使机体更好地保护残余肾功能，从而改善透析病人的营养状态和生活质量。糖尿病肾病透析病人要尽可能保护残余肾功能，应做到以下几点。

①监测并合理控制血糖、血压，避免血糖和血压的大幅波动对肾脏的进一步损伤。②低盐饮食，控制水分的摄入，总的原则是"量出为入，保持平衡"，每周透析 3 次的病人，一般全日水分宜控制在：前一日尿量 +500ml。③在肾病专科医生的指导下用药，避免使用损害肾脏的药物。④制订合适的透析方案，定期随诊、复查，及时根据病情调整透析处方。

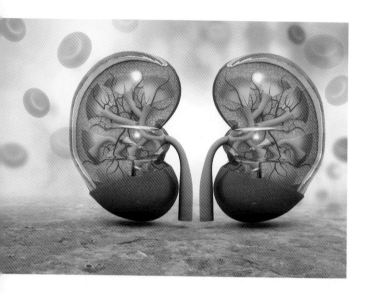

11. 糖尿病肾病透析病人如何评估是否有水钠潴留

应根据自身的症状、体征进行分析评估是否有水钠潴留，如出现颜面、双下肢水肿等，体重在短时间内明显增加，表明有水钠潴留。出现血压升高、胸闷、气促，夜间不能平卧等，提示"左心功能衰竭"；有时可能表现为头痛、呕吐、躁动不安甚至昏迷，提示可能出现"脑水肿"。以上均提示机体有明显的水钠潴留。

轻度的水钠潴留，病人往往不易察觉，应定期随诊，由医师通过常规的体格检查及辅助检查如干体重、X线胸片、B型利钠肽指标、超声检查等评估是否出现水钠潴留及其严重程度，根据病情确定治疗方案。可以借助生物电阻抗（BIA）仪进行人体组分成分分析，以判断是否水钠潴留。

总之，糖尿病肾病透析病人水分的清除非常重要，但往往被忽视，若透析后能达到"干体重"；

用或不用降压药，血压控制正常；无水肿、无心力衰竭，表明机体无明显水钠潴留。

12. 糖尿病肾病透析病人选择连续性肾脏替代治疗的指征是什么

连续性肾脏替代治疗（CRRT）是连续、缓慢清除水分和溶质的体外血液净化治疗技术，具有血流动力学稳定、有效清除中大分子、改善炎症状态、精确控制容量负荷及调节免疫功能等多项优势。

当糖尿病肾病透析病人出现以下情况时，可考虑进行CRRT治疗。

①糖尿病肾病病人出现重症急性肾损伤伴血流动力学不稳定、高分解代谢、容量超负荷。②慢性肾衰竭合并急性肺水肿、尿毒症脑病、心力衰竭、血流动力学不稳定。③出现多器官功能障碍。④由于严重感染等导致的全身炎症反应综合征。⑤严重水钠潴留、电解质和酸碱代谢紊乱，需连续清除体内的水分或溶质。⑥无法行其他肾脏替代治疗方式。

13. 糖尿病肾病透析病人如何选择抗凝药物

合理选择透析的抗凝药物，是提高透析治疗质量的重要环节，选择合适的抗凝药应从以下几个方面着手。

（1）正确评估凝血状态，首先要到医院抽血检查血小板、凝血4项、D-二聚体等凝血指标，同时还要让医生评估脂代谢和骨代谢异常程度，以及发生出血和血栓栓塞性疾病的风险。

（2）平时用于血液透析的抗凝药物主要有：①肝素和低分子肝素：肝素适应于低分子肝素过敏史者，没有出血性疾病的发生风险者；低分子肝素更适用于脂代谢和骨代谢异常程度较重者。②枸橼酸钠，适用于存在明显出血性疾病或出血倾向者。③阿加曲班，适用于存在出血性疾病或出血倾向者，但肝功能明显障碍者慎用。

（3）糖尿病肾病病人多合并高脂血症、高血糖、高黏滞血症，抗凝剂的用量相对偏大。

（4）糖尿病肾病病人，心血管疾病发生的风险较大，血小板功能正常或亢进的病人，如无禁忌，宜予抗血小板药物作为基础治疗。

14. 糖尿病肾病透析病人胰岛素剂量如何调整

（1）国内血液透析多使用无糖透析液，透析中或透析后发生低血糖的风险增加，因此在透析当日可减量或停用透析前的一次胰岛素，透析时和透析后监测血糖并根据血糖决定是否追加胰岛素。若发生低血糖，在透析中补充适量葡萄糖是安全有效的。

（2）与血液透析不同，国内腹膜透析液多为含糖透析液，腹膜透析液的吸收会导致机体血糖波动，胰岛素剂量可在原基础上追加可覆盖腹膜透析液吸收的糖负荷的量，具体请遵医嘱。给定初始追加量后，再根据血糖监测情况酌情调整。

腹膜透析病人胰岛素使用常分为皮下和经腹腔给药两种方式，腹腔给药更有利于胰岛素稳定而持续吸收，对血糖控制可能更好，但因操作次数增多，可能增加腹膜炎的风险，并增加胰岛素总的用量，而不推荐作为首选方式。在血糖波动较大难以控制时，可暂时改为经腹腔给药或并用经皮下和经腹腔给药两种方式。

此外，还有胰岛素泵——一种连续性胰岛素注射的医疗器具，可模拟人体正常胰腺分泌的基础量及三餐时胰岛素分泌等模式，24小时连续输注胰岛素，保持血糖平稳。但由于其价格昂贵，临床尚未推广使用。

15. 糖尿病肾病透析病人为何容易发生低血糖

（1）无糖或低糖透析液的使用：透析过程中若使用无糖或含糖浓度低的透析液，血液中葡萄糖分子量小，会弥散到透析液中，造成血糖下降，而糖尿病肾病病人糖代谢紊乱，糖异生功能不全，对血糖调节能力差，容易导致低血糖。

（2）胰岛素过量：人体内的胰岛素有降血糖的作用，胰岛素主要通过肝脏（60% ～ 80%）与肾脏（10% ～ 20%）代谢清除，而糖尿病肾病透析病人肾功能严重受损，其排泄和灭活胰岛素的能力下降，使体内胰岛素积聚。开始透析后，机体对胰岛素的敏感性增强，加之外源性胰岛素等大分子物质难以通过透析膜排出体外，一些降压药会增加机体对胰岛素及口服降糖药的反应性，由此也增加了发生低血糖的可能性。

（3）糖分摄入不足：糖尿病肾病病人平时严格控制糖的摄入，部分终末期肾病病人胃肠道症状明显，食纳差，蛋白能量消耗明显，易造成低血糖的发生。

16. 糖尿病肾病透析病人如何控制好血压

糖尿病肾病病人的血压会随着透析时间变化而出现较大的波动，造成机体不同程度的伤害，应从以下几个方面控制好血压。

低血压时：①调整降压药的剂量和给药时间，对易发生低血压者透析当日可停用降压药或改为透析后用药。②避免透析中进食。③低温透析。④避免运用醋酸盐透析，采用碳酸氢盐透析液进行透析。⑤心脏因素导致者，应积极治

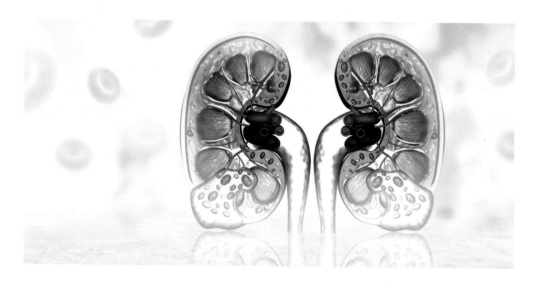

疗原发病及可能诱因。⑥减少每次透析超滤量，适当延长每次透析时间或增加透析次数。⑦健康饮食，缺乏营养常导致低血压的发生，在平时饮食中要注意增加富含蛋白质的食物及水溶性维生素，维持体内微量元素平衡。

高血压时：①充分透析，每次透析时间 4 小时，每周透析 3 次，充分清除体内大、中、小分子毒素和多余水分，并达到干体重，有条件可以行血液透析滤过和血液灌流。②使用促红细胞生成素治疗贫血者，其中 15%~20% 可出现高血压或原有高血压加重，必要时需调整促红细胞生成素剂量，个别出现高血压脑病者需暂时停用促红细胞生成素。③正确服用降压药，优先考虑沙坦类或血管紧张素转换酶抑制剂类药物，常需联合多种药物治疗才能达到血压控制的目的。

不论高血压还是低血压病人均需要注意：①限制透析间期钠盐和水的摄入量，控制透析间期体重增长不超过 5%。②正确评估干体重。③若透析时反复血压控制不好，可考虑改变透析方式。④糖尿病肾病病人神经功能受损，可加用调节植物神经功能的药物。⑤保持积极乐观的态度，加强自我管理，加强与医护人员的情感交流、沟通，有助于血压的良好控制。

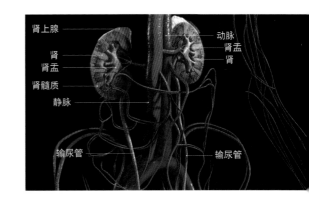

17. 糖尿病肾病透析病人主要的心脑血管并发症有哪些

（1）缺血性心脏病：心脏冠状动脉疾病导致的心肌缺血，甚至心肌细胞的坏死，常表现为胸骨后的剧烈疼痛。值得警惕的是，糖尿病肾病病人更容易发生无症状缺血性心脏病而延误救治时机。

（2）充血性心力衰竭：糖尿病肾病病人因心、肾功能储备的下降，更容易因发生水、钠的潴留，从而诱发心衰，甚至肺水肿的发生，治疗过程中应结合心脏超声检查结果，有针对性地治疗。

（3）脑卒中：脑部血管破裂或阻塞而导致的对应大脑功能的损伤，可表现为头晕、头痛、肢体麻木、昏迷等。糖尿病肾病病人较普通人群更易发生脑卒中。

（4）糖尿病视网膜病变：这是糖尿病肾病病人失明的主要原因。可通过眼底荧光造影或眼底镜进行检查。严格控制血糖、血压、保持良好的营养状态可延缓视网膜疾病的进展。

糖尿病肾病透析病人心脑血管并发症占死亡原因的 50% 以上。

18. 糖尿病肾病透析病人发生心衰如何处理

糖尿病肾病病人常因液体潴留、高血压、贫血、电解质紊乱、酸中毒、动静脉内瘘、肺部感染、冠状动脉病变、尿毒症性心肌病、甲状旁腺功能亢进等原因导致心功能衰竭。其中左心衰竭是非常严重的并发症，主要表现为端坐呼吸、夜间发生的呼吸困难，严重时可闻及如哮喘般的哮鸣音，称之为"心源性哮喘"。

发生心衰的病人，应积极改善、控制加速心衰进展的相关因素，如高钠饮食致水钠潴留、心肌缺血、心律失常、高血压等。糖尿病肾病病人透析治疗前，如有残余尿量，可在控制水分摄入的前提下，应用呋塞米等利尿剂减轻机体水钠潴留。伴高血压者要积极控制血压。若出现严重呼吸困难时则应予以急诊血液透析治疗，治疗过程中可采用序贯透析治疗，即先单超水分，减轻临床症状，再进入透析治疗。有条件的病人可以行 CRRT 治疗。在内科治疗方面，要给予 ACEI 或 ARB、β-受体阻滞剂及小剂量螺内酯即所谓的"金三角"治疗。射血低下的心衰可以选择沙库巴曲/缬沙坦（诺欣妥）口服治疗。

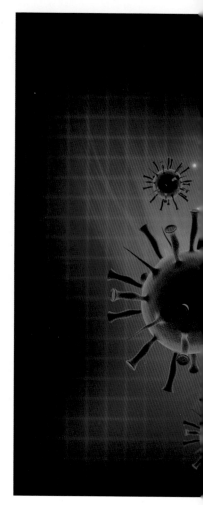

19. 糖尿病肾病腹膜透析病人如何判断是否发生腹膜炎

糖尿病肾病病人进行腹膜透析时，因腹膜透析液中含有葡萄糖，且透析管路及透析液袋均会吸附胰岛素，使得血糖的控制变得较为困难，加之糖尿病致机体免疫力下降，更容易发生腹膜炎。

腹膜炎是腹膜透析最常见的急性并发症。腹膜透析病人若出现腹痛、腹部压痛常伴有反跳痛；腹水浑浊，伴或不伴发热，均应引起高度警惕，及时前往医院就医，进行腹水相关指标的检测。若发现透出液白细胞计数 $> 100/mm^2$，中性粒细胞比例 $> 50\%$ 或透出液中培养出病原微生物生长，即可诊断病人发生腹膜炎。早期发现，早期冲洗和腹腔引流，并开始抗感染治疗，可提高治疗效果，减少不良后果的发生。

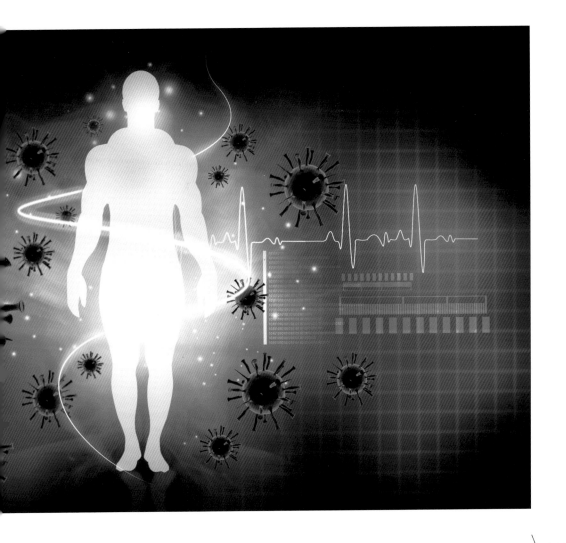

二十、糖尿病肾病与肾移植

1. 糖尿病肾病肾衰竭病人通过肾移植可以治愈吗

糖尿病肾病肾衰竭的病人总体死亡率高于非糖尿病病人，但在治疗方式的选择上，肾脏移植是要明显优于透析治疗的。有研究显示，肾移植后糖尿病终末期肾病病人的死亡率可以下降73%，而且年龄越低，预期存活时间延长越明显，40岁以下病人存活时间可延长17年，40~45岁者延长14年，60岁以上者延长3年。所以糖尿病肾病肾衰竭病人是可以进行肾移植的，且应该做为首选的治疗方式。

当然，肾移植只能解决肾功能衰竭的问题，糖尿病病人进行肾移植后仍需要进行降糖治疗，部分行胰肾联合移植的病人可同时解决肾功能衰竭和血糖的问题。

2. 糖尿病肾病肾衰竭病人肾移植后如何服药

糖尿病肾病肾衰竭病人进行肾移植后同样需要服用抗排斥药物，标准的免疫抑制方案为钙调素抑制剂＋抗代谢药＋激素，但因有些药物会影响血糖的调节，如钙调素抑制剂会消弱胰岛素分泌，尤其是他克莫司，糖皮质激素会导致胰岛素抵抗等。所以糖尿病肾病肾移植病人可选择环孢素 A、他克莫司缓释胶囊或低剂量钙调素抑制剂方案、钙调素抑制剂撤除方案（换用西罗莫司）或激素撤除方案，尽量减少对血糖调节的影响，同时可通过改变生活方式，使用降压、降脂药等提高存活率。

3. 糖尿病肾病肾衰竭病人肾移植后是否会复发

会的。肾移植后由于抗排斥药他克莫司、环孢素，尤其是激素的应用，会使糖尿病较移植前加重，并且出现血糖难以控制的特点。有研究发现，肾移植后两年，尽管移植肾功能及尿常规均正常，80% 的移植肾内可见小动脉轻度透明变性，如 4 年后随访活检，所有移植肾内均可见糖尿病肾病的病变特征，但这些改变不影响移植肾功能和病人的存活，且从临床前期糖尿病肾病发展至肾衰竭自然病程需 10 年以上。因此，控制好血糖，预防糖尿病的其他系统并发症，尤其是心血管系统并发症尤为重要。

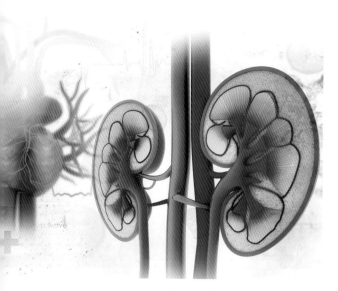

4. 糖尿病肾病肾衰竭病人可进行胰肾联合移植吗

目前根治糖尿病肾病肾衰竭最好的治疗手段就是施行胰肾联合移植术，1型糖尿病合并终末期肾病是胰肾联合移植的标准适应症。随着研究的深入，国际上公认2型糖尿病肾病病人也适宜接受胰肾联合移植术。

胰肾联合移植一般选择已在透析的糖尿病病人，对于血清肌酐达200~500μmol/L的透析前病人，当合并以下情况时也是胰肾联合移植的适合对象：①严重的视网膜增殖病变，或激光治疗无效。②胰岛素治疗难以控制的血糖。③需要超常规剂量的胰岛素

才能控制好血糖。④严重的神经性疼痛。

5. 糖尿病肾病肾衰竭病人肾移植术后服药对糖尿病有何影响

肾移植病人基本上都服用免疫抑制剂，即抗排斥药，常见包括：糖皮质激素（泼尼松、甲泼尼龙）、钙调蛋白抑制剂（他克莫司、环孢素A）、抗增殖药物（霉酚酸酯）、硫唑嘌呤、雷帕霉素等。

其中对血糖影响较大的是糖皮质激素和钙调蛋白抑制剂（特别是他克莫司），霉酚酸酯对糖代谢影响较小。糖皮质激素对血糖影响较大，出现术后血糖升高、原降糖方案效果变差，尤其是大剂量使用时，低剂量糖皮质激素维持治疗时则对血糖影响较小。钙调蛋白抑制剂中，FK506对糖代谢的影响较大，显著强于CsA，其胰岛毒性与其血药浓度正相关，可出现血糖明显升高。

总之，糖尿病肾病肾衰竭病人行肾移植，术后服用抗排斥药，对糖代谢影响不容忽视，应该需要内分泌和肾移植等学科共同努力，积极监测血糖，及时调整降糖药物，平稳控制血糖。

6. 糖尿病肾病肾衰竭病人肾移植疗效与非糖尿病肾病病人一样吗

糖尿病肾病肾衰竭的病人可以进行肾移植手术，但是与非糖尿病肾病病人相比，疗效并不完全一样。大多数的肾移植并不切除病人原有的肾脏，而是在盆腔直接植入一个新的肾脏，糖尿病肾病病人的血管钙化或硬化明显，血管硬化影响新的肾脏的血液供应，使术后移植肾功能恢复比其他的肾衰竭病人缓慢；而且，肾移植死亡的主要原因是心血管并发症，糖尿病肾病病人心血管并发症要远高于非糖尿病肾病的病人；同时，如果病人血糖控制欠佳，植入的肾脏仍有可能受累再次发生糖尿病肾病。

因而，糖尿病肾病肾衰竭病人肾移植前应做好冠心病的筛查和外周动脉硬化的评估，同时应注意评估血糖、血压等水平。国外也有研究表明，糖尿病肾病病人肾移植的存活率与非糖尿病肾病病人并没有显著差异。

7. 糖尿病肾病肾衰竭病人肾移植后如何调整降糖药

糖尿病肾病肾衰竭病人在透析期间胰岛素用量较少，有的仅依靠口服降糖药或限制饮食就可以控制血糖，但移植后由于糖皮质激素和他克莫司等的应用，

会使糖尿病较移植前加重，从而影响移植效果。在肾移植病人中，推荐使用胰岛素降糖。对于口服降糖药，格列奈类胰岛素促分泌剂被认为是安全的选择，而其他口服降糖药对肾脏疾病都具有潜在副作用。

可将糖化血红蛋白 HbA1c 在 7% ~ 7.5% 作为治疗目标，每个月复查 1 次，为避免低血糖反应，HbA1c 治疗目标不宜 ≤ 6.0%。贫血或肾功能不全者，HbA1c 值测定不准确，应谨慎解读。理想的空腹血糖为 5.0~7.2 mmol/l，餐后 2 小时血糖 < 10mmol/l，而睡前血糖为 6.1~8.3mmol/l。如果高血糖持续存在，应当考虑撤除糖皮质激素，将他克莫司换为环孢素。

8. 糖尿病肾病腹膜透析病人肾移植后多长时间可以拔除腹膜透析管

糖尿病肾病腹膜透析病人腹膜透析导管的置入不影响肾移植手术，肾移植后若发生移植肾延迟恢复功能，可以即刻开始腹膜透析治疗，术后按照腹膜透析导管常规护理，目前尚未有糖尿病肾病腹膜透析病人肾移植后拔除腹膜透析导管的统一标准。

欧洲肾脏最佳实践指南曾一度建议肾移植手术不应同时拔除腹膜透析导管，

以确保一旦发生移植肾延迟恢复功能，可以继续行腹膜透析治疗，但这一推荐引发争议，可能会引起导管相关感染及腹膜炎。多数专家认为应尽可能在移植手术同时拔除腹膜透析导管，尤其是在发生移植肾延迟恢复功能概率较低的病人；在移植肾延迟恢复功能概率高的病人，可以保留一段时间腹膜透析导管，一般是3~6个月，一旦不需要使用就及时拔除。总之，糖尿病肾病肾移植后病人，腹膜透析导管拔除时间应该个体化处理。

9. 糖尿病肾病终末期肾衰竭病人肾移植术前需要做哪些评估

（1）病史采集和体格检查：了解既往器官移植史、透析史、输血史、孕产史、吸烟饮酒史、免疫

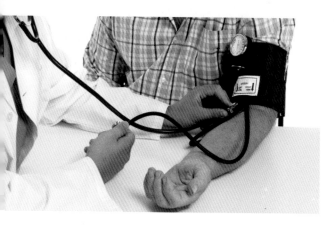

接种史；查体注意透析通路情况、周围血管病变等。

（2）常规实验室检查：① 血常规、尿常规、粪常规+OB、凝血4项、生化全套、铁指标、血型、免疫学检测、传染病学指标（乙肝、丙肝、梅毒、艾滋病）、巨细胞病毒抗体（CMV-IgM）、EB病毒抗体、抗肾小球基底膜抗体、自身抗体。② 血ESR、ASO、PPD-IgG或结核感染T细胞检测。③ HLA（人类白细胞抗原）及PRA（群体反应性抗HLA-IgG抗体）。④胰腺功能评估：近期血糖记录、糖化血红蛋白、空腹血糖、餐后2小时血糖、OGTT、C肽、胰岛素分泌功能测定、胰岛素抗体。

（3）肺功能评估：肺功能检查。

（4）辅助检查：①心电图、胸部CT或X线片+心胸比例。②腹部及盆腔超声检查、肝胆脾胰、双肾、输尿管、膀胱、子宫及附件彩超。③心血管状态的评估：心脏彩超、动态心电图、运动心电图、核素心脏显像、冠状动脉造影或CT冠脉成像、双侧髂血管彩超或CTA。④泌尿系统评估：膀胱收缩功能检测、泌尿系统造影。⑤上消化道钡餐或胃肠镜检查。

（5）糖尿病并发症的评估。

10. 糖尿病肾病肾衰竭病人何时肾移植较好

单纯的肾移植并不能防止糖尿病肾病的再发生，也不能使其他的糖尿病并发症得到改善，所以采胰肾联合移植是目前治疗糖尿病肾病的最佳方案。但是由于器官来源的困难和经济问题，只有很少的病人能得到这种治疗。糖尿病肾病的病人由于影响各身体系统，所以尽量控制好血糖和并发症后再做决定。如果仓促地肾移植，术后短期内复发的机会明显升高，因此选择肾移植时机对移植肾的存活格外重要。

一般来说，病人年龄不宜太高，最好小于50岁，少数全身情况好的病人可至60岁左右，移植时间宜尽早，但要求全身无感染病灶，血糖控制在 7.0mmol/L 以下，无明显心血管并发症。凡存在严重多脏器损害、肥胖、失明、严重心脏病者，一侧或多处肢体丧失功能者，不建议肾移植。

11. 糖尿病肾病肾衰竭病人胰肾联合移植一定好吗

糖尿病肾病肾衰竭病人胰肾联合移植理论上可以同时解决肾衰竭和血糖的问题，但因为胰肾联合移植的手术创伤大以及胰腺的外分泌功能，移植后容易出现胰腺血栓形成、移植物胰腺炎、胰瘘、胰周感染及排斥反应等问题，所以不是所有的糖尿病肾病肾衰竭病人都适合行胰肾联合移植。

胰肾联合移植的适应证如下。①1型糖尿病伴终末期肾病者。②2型糖尿病伴终末期肾病需要胰岛素治疗者。90%以上的胰肾联合移植适用于1型糖尿病肾病肾衰竭的病人。

12. 糖尿病肾病肾衰竭病人肾移植术后抗排异方案选择应注意什么

肾移植后病人血糖的问题没有解决，有些抗排斥药使血糖更难控制，移植肾易于发生糖尿病肾病，缩短移植肾的存活期。

移植前需进行糖尿病风险管理，移植后糖尿病治疗既要降低胰岛素抵抗，又要保护胰岛细胞分泌功能。移植后血糖控制与免疫抑制剂密切相关，移植后使用糖皮质激素，使血糖的控制更为困难。如果血糖过高，应考虑撤除糖皮质激素。他克莫司妨碍胰岛 β 细胞增殖，导致和加重糖尿病，影响移植成功率。当调整他克莫司剂量后高血糖仍持续存在，应当考虑将他克莫司替换为环孢霉素。

13. 胰岛细胞移植对糖尿病肾病有效吗

胰岛细胞移植是近年来糖尿病研究热点，即将分离并经过特殊培养的胰岛细胞通过门静脉注射输送至肝脏上，这些细胞在肝窦内生长并模拟生理性胰岛素分泌，使缺失的胰岛功能得到弥补。

胰岛细胞移植具有手术过程简单，风险小，可重复进行等优点。手术主要针对 5 岁以上的 1 型糖尿病病人，其适应证包括：①经过严格的正规治疗，血糖控制不稳定，甚至出现酮症酸中毒。②一年内发生 2 次及以上低血糖。③其他器官出现功能损伤，如视网膜及眼部病变、糖尿病肾病、糖尿病神经病变等。④器官移植后糖尿病。对 2 型糖尿病来说，由于其病理基础是胰岛素抵抗，而手术本质在于植入新的胰岛细胞去分泌胰岛素，胰岛素抵抗状态没有得到解除，故而不适用该手术。

成功的胰岛移植，可以起到以下作用：①生理性调控胰岛素分泌，血糖控制趋稳定，降低致命性低血糖发生。②短期内解除胰岛素依赖，大多数病人可以不依赖胰岛素治疗，随着时间推移，移植的胰岛功能下降，即使恢复了胰岛素治疗，但因为持续的胰岛素分泌，仍有助于血糖的控制的防止低血糖发生。③改善代谢，纠正病人的营养失调。④改善微循环，尤其视网膜和肾脏的微血管病变。所以成功的胰岛细胞移植可以提高病人生活质量，延缓糖尿病自然病程及其并发症的发生。

胰岛细胞移植也适用于 1 型糖尿病病人的糖尿病肾病，虽然单独的胰岛细胞移植使血糖得到有效控制，但是长期来看，移植与非移植病人的 GFR 下降并无明显差别，故而应采用胰岛－肾脏同时移植或先肾脏移植后胰岛细胞移植的联合移植，不仅可摆脱外源性胰岛素的依赖，肾功能减退也得以逆转。

尽管胰岛细胞移植有诸多益处，但是供体来源、移植部位、移植的并发症及免疫抑制剂的不良反应等问题制约着手术的广泛开展。

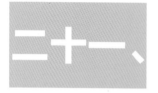
二十一、糖尿病肾病与护理

1. 糖尿病肾病病人如何正确留取尿标本

糖尿病肾病病人时常会做三种尿液检测：尿常规/尿相位差、24 小时尿蛋白定量和中段尿培养，下面分别介绍留取方法。

（1）如何留取尿常规、尿相位差标本？留取晨起第 1 次尿液，先清洁外阴，排尿 10~20 ml，再留取中段尿大于 10ml。应注意以下事项。①为避免尿道口的分泌物污染，应留取排尿中间的尿液。②留取的尿液应争取在 30 分钟内完成检验，最长不能超过 2 小时，这样可以使尿中的有形成分不被破坏。③女性病人留尿应避开月经期，月经期前后一周均会影响检查结果。④留取尿液前不应饮水，不宜吃早饭。⑤留尿检查的前一天晚上 8:00 以后不宜再进食或饮水，以免尿液被稀释而影响结果。⑥留取前一天应避免同房、剧烈运动。⑦保存尿相位差标本时应使用塑料瓶，这样可避免玻璃瓶对红细胞的黏附作用。

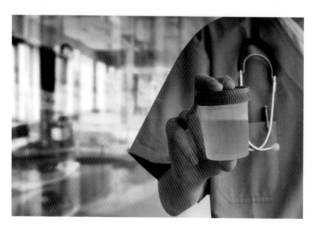

（2）如何留取 24 小时尿蛋白定量？晨起 6:00 排一次尿，丢弃不要，将 6:00 以后的尿液

（王菊英）

至第二天 6:00 收集在清洁的容器内，将全部尿液混合均匀，从混合均匀的尿液中取 10 ～ 20ml 进行检查，并准确记录容器内 24 小时尿液总量。注意事项有：①每一次所有尿液都必须留。②次日晨 6：00，无论尿液多少，都需要进行一次排尿，排入到留好的 24 小时尿液容器内。③留取 24 小时尿的当天，不宜暴饮暴食，按照平时饮食进行，避免影响到尿量。④留取 24 小时尿液容器必须清洁，避免肥皂或者洗衣液的残留，否则可能影响化验结果。⑤女性月经期暂不留。

（3）中段尿培养的留取方法：排尿 10~20 ml 后留取中间尿液 10ml 送去培养。注意事项有：①留取尿液前，男性病人应清洗包皮、尿道口后再留取；女性病人清洗阴部，扒开大阴唇清洗干净后留取。②尽量采用新鲜晨尿，膀胱内尿液停留时间 6 小时左右。③尿液收集要新鲜，放置时间不宜超过 1 小时，否则细菌大增，出现假阳性。

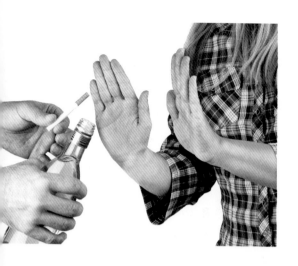

2. 糖尿病肾病病人在日常生活中应该注意哪些问题

（1）注意饮食清淡，低糖、低盐、低脂、低蛋白饮食。

（2）严格控制血糖，有问题及时就医，一定要遵循饮食指导，注意饮食控制。

（3）正确使用胰岛素，并严格按胰岛素的说明对胰岛素进行储存，严格按医嘱剂量注射。

（4）预防感染，要尽量避免发生皮肤损伤，预防神经病变，每日检查足部皮肤颜色，皮肤感觉有无下降等，同时要注意个人卫生与居室的清洁。

（5）养成良好的生活习惯，如戒烟、不酗酒等，注意劳逸结合，只有这样才能达到良好的效果。另外可适当运动，以每日 30 分钟为宜，运动量不宜过大，一般选择饭后 1~1.5 小时开始运动，运

动时家属陪伴，运动过程中如感到不适要立即停止。

（6）多注意日常病症的变化：注意观察血压、水肿、尿量、尿检结果及肾功能变化。

（7）密切观察病人的生化指标，观察有无贫血，电解质酸碱失衡等情况。

3. 糖尿病肾病饮食护理应注意哪些

（1）低蛋白饮食，蛋白质摄入为每日 0.6~0.8g/kg，其中 60%~75% 以上为优质蛋白质，如奶类、蛋类、鱼类及瘦肉类，充足的热能。

（2）建议少吃大米、面粉、粗粮、杂粮等，建议多吃麦淀粉、玉米淀粉、土豆淀粉、西米、凉粉等。

（3）食用盐：每人每日钠的摄入量为 2~3g，相当每日食用盐 3.75 ~ 5.75g，1g 钠约相当于 5ml 酱油的含钠量。

（4）低脂饮食：蒸的、拌的、煮的，不吃煎炸烧烤等。不适合进食太甜、太辣、太油腻的食物。

4. 糖尿病肾病常规护理措施包括哪些

（1）血糖管理，每日坚持血糖监测 4 次以上，准确记录血糖值，并根据

此结果调整胰岛素的剂量，饮食和运动方案。

（2）控制血压，每日监测血压情况及时准确记录，有高血压病者应在医生的指导下及时服用适合自己的降压药物，严格按照医嘱执行，不应擅自增减剂量。

（3）保护肾功能，记录24小时液体出入量，水的摄入量应控制在前一天尿量加500 ml为宜，观察尿量、颜色、性状变化，每2周至少化验尿常规1次。

（4）生活护理：糖尿病肾病病人或高风险人群应合理饮食，戒烟、限制饮酒，注意睡眠，避免高负荷体力劳动和不必要刺激，避免感染等。

5. 糖尿病肾病心理护理包括哪些

糖尿病肾病病人焦虑及抑郁状态检出率明显高于非糖尿病肾病病人，焦虑及抑郁状态与低血糖发生率呈正相关，与血糖达标时间、平均住院时间呈负性相关，因此对于糖尿病肾病病人，家人应给予关心、体贴、照顾和尊重，消除病人的悲观和失望，树立战胜疾病的信心，使其能以积极的态度配合治疗。多与病人沟通，掌握其心理状态，再通过各种方法对其实施心理护理，改善其心理情绪，从而提高治疗疗效，所以对糖尿病肾病患者的心理护理很重要。

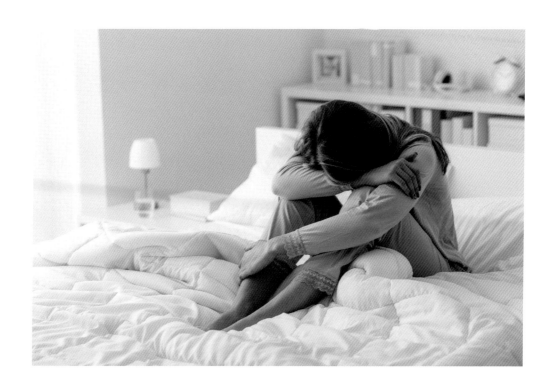

6. 糖尿病肾病发生低血糖应如何处理

低血糖是指成年人空腹血糖浓度＜2.8mmol/L，糖尿病病人血糖浓度值≤3.9mmol/L即可以诊断为低血糖；血糖低的症状分为三方面：①交感神经兴奋的症状，例如头晕、出汗、饥饿感和面色苍白、心率快等。②脑细胞功能障碍，例如严重病人会出现行为异常。③病人可能有认知功能障碍，昏迷等症状。

（1）轻度低血糖，病人神志清楚，可口服15~20g糖类食品（饼干、糖果或者喝半杯糖水）可以迅速纠正低血糖，一般几十分钟后症状会消失，在进食以上食物后可适当食用米饭或馒头。

（2）如果经过以上方法仍没有效果或者病人神志不清时，应立即送医院治疗，同时带上病人常服的降糖药以便医生了解病情。

（3）发生严重低血糖，应立即送往医院监测血糖。并给予50%葡萄糖液20ml静推，或胰升糖素0.5~1mg肌注，在症状缓解、神志清醒后，可在静脉内滴注葡萄糖，以防低血糖再次发生，需密切观察生命体征并记录。要仔细寻找低血糖的原因，并采取措施，以防再次发生。

7. 糖尿病肾病护理应注意哪些事项

（1）控制血糖：应使血糖控制在正常水平范围内。

（2）少盐：摄入的盐过多，不仅增加肾脏负担，还可能使血压增高或引发水肿等病症。故糖尿病病人应少吃或不吃咸菜、咸鸭蛋等腌制食品。

（3）适量食用蛋白质：蛋白质的代谢产物是通过肾脏排出，过量食用蛋白质就会增加负担。一般情况下，糖尿病病人每日摄入蛋白质的量应以体重为准，控制在0.8g/kg。

（4）防止感染：糖尿病病人容易患有感冒、扁桃体炎、皮肤感染等，这也是糖尿病肾病进展的独立危险因素，因此糖尿病肾病病人应积极防治各种感染并远离感染源。

（5）谨慎使用肾毒性药物：庆大霉素、卡那霉素、磺胺类药物和一些解热止痛药物都对肾脏有一定程度的损害。因此，糖尿病肾病病人应尽量避免使用这些肾毒性的药物。

（6）积极防治高血压、尿路感染和尿路结石等可能会引起肾功能损害的疾病。

（7）定期复查尿常规、尿微量白蛋白/肌酐比值、肝肾功能和电解质。

8. 糖尿病肾病病人如何进行足部自检及护理

①检查两脚的足面、足底、脚侧面和脚趾之间的缝隙。②检查内容包括色泽、温度、有无鸡眼、胼胝，趾甲内陷、水疱或皲裂；有无擦伤、裂伤、抓伤及水疱等异常情况，趾缝间是否有破溃。③检查脚上有没有真菌或细菌感染的迹象，比如说红肿热痛或化脓。如果有，及时向医务人员寻求帮助。④洗脚用温水（不超过37℃），泡脚持续时间不超过15分钟。⑤用中性香皂洗净足部。⑥用浅色的柔软的吸水性强的毛巾轻轻擦干，特别要注意趾缝间的皮肤不要擦破。⑦干燥的皮肤应使用润滑乳液或营养霜。⑧修剪趾甲应选在洗脚后，要学会正确剪趾甲的方法。⑨切忌赤脚行走和赤脚穿凉鞋、拖鞋。⑩冬天不要用电热毯、热水袋及加热器烘脚，防止烫伤。⑪及时处理足部伤口、水疱、感染等异常情况。

9. 胰岛素该如何保存

（1）未拆封的胰岛素要在冰箱冷藏保存，在2~8℃温度下可保存2年，不可贴冰箱壁放置，更不可在0℃以下冷冻，冷冻后的胰岛素不可再次使用。

（2）拆封使用过的胰岛素在室温28℃以下避光保存即可，不必冷藏。拆封后要在一个月内使用完毕，如超过一个月尽量丢弃，不可继续使用。

（3）胰岛素放置、使用时应避免剧烈震荡。

（4）外出携带胰岛素时，不能把胰岛素放在车窗等阳光直射的地方。

10. 糖尿病肾病病人使用胰岛素应注意哪些问题

（1）胰岛素需要在冰箱冷藏层保存，且不宜长时间储存，使用中的胰岛素应放在室温下，选择阴凉干燥处放置，避免阳光直射。

（2）平时治疗中应学会自我观察、自我监测、自我记录，当出现低血糖反应时应注意采取措施及时进行纠正。

（3）应注意观察注射部位有无硬结、皮肤损坏、炎性渗出，必要时应请专业医护人员进行处理。

（4）注射时应避免在同一部位多次注射，可经常轮换，避免产生硬结和脂肪肉瘤。

（5）糖尿病肾病病人使用胰岛素是有严格的标准的，不要随意增加或减少剂量。

（6）糖尿病肾病需要血液透析的病人血透之前不注射胰岛素，因为做透析的话血液透析会透出血液中的一部分葡萄糖，使血糖降低。

11. 如何选择胰岛素的注射部位

①人体适合注射胰岛素的部位主要是腹部、手臂前外侧、大腿前外侧和臀部外上 1/4 等处。②注射部位按吸收快慢依次为腹部（脐周除外）、上臂三角肌外侧、大腿内外侧、臀部。对于短效胰岛素优先考虑注射在腹部，长效胰岛素（睡前注射）优先考虑注射在臀部。③腹部（脐周除外）是胰岛素注射优先选择的部位，腹部的胰岛素吸收率达到 100%，吸收速度较快且皮下组织较肥厚，能减少注射至肌肉层的风险，最容易进行自我注射。注射部位在脐周 3cm 以外。短效胰岛素优先考虑注射在腹部。④手臂的皮下层较薄，注射时必须捏起皮肤注射，因此不方便自我注射，可由他人协助注射。手臂皮下组织的胰岛素吸收为 85%，吸收速度较快。⑤腿部较适合进行自我注射，皮下层很薄，要捏起皮肤注射，皮下组织的胰岛素吸收率为70%，吸收速度慢。注意大腿内侧有较多的血管和神经分布，不适宜注射。⑥臀部皮下层最厚，注射时可不捏起皮肤。由于臀部的胰岛素吸收率低、吸收速度慢，较少使用，可注射中长效胰岛素。注意不要注射入肌肉组织。⑦注射部位参与运动时会加快胰岛素的作用，打球或跑步前不应在手臂和大腿注射，以免过快吸收引起低血糖。腹部注射一般不受四肢运动影响。

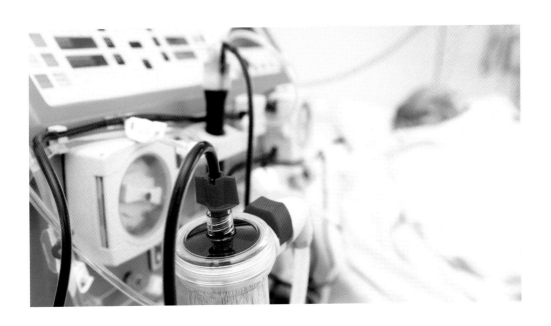

12. 糖尿病肾病病人服降糖药时应注意哪些事项

（1）老人肥胖型糖尿病病人，未发生酮症酸中毒，可不必急于降低血糖，应首先调整饮食，必要时口服降糖药物。

（2）空腹血糖浓度低于 3.9mmol/L时，降血糖药物应及时减量或者停用降糖药。

（3）经常注意药物出现的副作用，特别是低血糖反应。

（4）使用磺脲类（优降糖）药物，有时可能发生肝胆管炎、轻度黄疸、肝功能损害。如果出现这些反应，则应考虑停药。

（5）注意药物使用说明，遵医嘱正确服药，如饭前、饭中。

（6）要根据 eGFR 水平选择合适的降糖药，有的口服降糖药是主要通过肾脏排泄的，在肾功能下降至一定程度时就不宜使用。

13. 糖尿病肾病病人如何使用血糖仪

①符合无菌技术、标准预防原则。②确认血糖仪的型号与试纸型号一致，试纸有效期是否过期。③评估针刺部位皮肤状况，正确安装采血针，确认监测血糖时间（如空腹、餐后 2 小时等）。④病人手指消毒剂干透后实施采血，采血量充足，应使试纸区完全变成红色。⑤针刺后按压1~2 分钟，并做好记录。⑥长期监测血糖的病人，针刺部位应轮换。

14.如何做好糖尿病肾病病人的口腔护理

①保持口腔清洁湿润舒适，预防口腔感染并发症的出现。②防止口臭口垢，保持口腔的正常功能。③每次餐后应刷牙，每日至少要用牙线清洁牙齿一次，牙刷要选择软刷的，刷牙动作要轻柔，以免划伤牙龈，引起出血、感染等。④糖尿病病人易并发全身性骨质疏松，也可仅局限于牙槽骨。主要表现为部分牙齿松动，咬合困难，吃饭时咬合无力，吃东西嚼不碎，有些牙根暴露，牙龈萎缩。出现这种情况时，要在医生指导下服用钙磷类药物，清除牙石和牙菌斑，要避免吃过硬的食物，定期进行牙齿保健。⑤口腔牙齿保健操：早上进行牙齿空咬运动30次，前20次进行快速冲击咬合，后10次进行强力持续咬合，以改善咀嚼肌的咬合力，刺激牙根及牙槽骨，增加其骨密度。还可以进行牙龈的按摩，具体方法是：洗漱后，用拇指、食指轻轻按摩牙龈内外两侧，内侧用拇指，外侧用食指，每次每面30次，以促进牙周微循环，增强黏膜抵抗力。⑥糖尿病肾病牙周病病人应定期到口腔门诊进行局部消炎，牙周袋内冲洗、刮治、袋内局部上药。坚持每3~6个月做一次口腔保健检查，养成良好的口腔卫生习惯。

15.如何做好糖尿病肾病病人的眼部护理

①避免熬夜及长时间近距离的用眼活动。②禁烟酒：因吸烟可致体内一氧化碳增加，造成体内相对缺氧及血小板聚集，加速糖尿病性视网膜病变的发展，乙醇可加重眼部的损伤。③控制血糖：要使血糖控制在目标范围内。④控制血压：钠盐摄入过多，可致高血压，钠盐应每日少于3g。⑤做好基础护理，由于病人视力低下，故因协助病人起居饮食，帮助病人尽快熟悉周围环境，提高听、触、摸及辨别周围环境的能力。⑥定期检查视力及眼底，有问题及时就诊眼科专科医师。

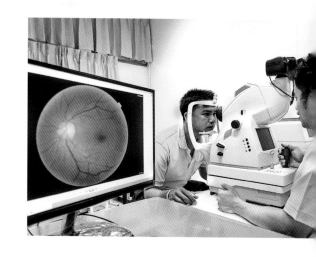

16. 糖尿病肾病严重水肿病人如何做好皮肤护理

①严重水肿应注意卧床休息，家属协助病人翻身，两小时一次。②穿宽大柔软纯棉的衣服、裤子和宽松的鞋子，不能过紧。③保持床铺整洁、柔软、干燥。④活动时应注意安全避免受伤。⑤注意皮肤的清洁，经常用温水擦身，特别是口腔和会阴部的卫生，预防感染。⑥指（趾）甲不宜过短，并应修磨平整，防止刮伤皮肤。⑦忌用热水袋，泡脚时应注意水的温度，防止烫伤。

17. 糖尿病肾病肾穿刺活检病人护理上应注意哪些事项

①应在床上练习排大小便，避免术后不适应在床上排尿而引起尿潴留，术前病人需排空膀胱。②术后应卧床休息24小时，前6小时必须卧于硬板床上，不可翻身，24小时后如病情平稳，无肉眼血尿，先将床头摇起坐5分钟，床边坐5分钟，床边站立5分钟，确无不适，缓慢行动，需家属陪伴。③注意饮食，进清淡易消化食物，注意观察尿色、尿量及血糖情况。④密切观察生命体征情况，有无肉眼血尿、持续性腰疼、腹痛、发热、便秘及排尿情况、颜色等，如有异常及时报告医生进行对症处理。⑤一周内限制户外剧烈活动，多卧床休息。3个月内避免重体力劳动。⑥密切观察及预防并发症。⑦给予心理护理，缓解病人紧张情绪。

18. 糖尿病肾病肾衰竭腹膜透析病人如何做好出口护理

①注意个人卫生，严格无菌操作，要求彻底清洗和擦干手，带好口罩。②妥善固定腹膜透析导管，避免牵拉到导管出口处。③糖尿病病人抵抗力低下，易发生感染，换药时严格无菌操作，严密观察出口处皮肤情况，如出现红、肿、触、痛或疑似脓性分泌物，需立即就医。④加强血糖的监测，腹透液中通常含有葡萄糖，如果在透析中吸收入血，会使血糖升高，故病友在进行腹透的同时应在医生指导下调整胰岛素的用量，使血糖达标。⑤用百多邦（莫匹罗星）软膏或庆大霉素软膏涂出口处局部，可以预防出口处感染的发生。

参考文献

[1] 中华医学会糖尿病学分会，国家基层糖尿病防治管理办公室 . 国家基层糖尿病防治管理手册（2019）[J]. 中华内科杂志，2019，58（10）：713-735

[2] 中华医学会糖尿病学分会 . 中国 2 型糖尿病防治指南（2013 年版）[J]. 中华内分泌代谢杂志，2014，30（10）：893-941

[3] 中华医学会糖尿病学分会微血管病并发症血学组 . 糖尿病肾病防治专家共识（2014 年版）[J]. 中华糖尿病杂志，2014，6（11）：792-801

[4] 中华医学会内分泌学分会 . 中国成人糖尿病肾病临床诊断的专家共识 [J]. 中华内分泌代谢杂志，2015，31（5）：379-385

[5] Zhang L，Long J，Jiang W， et al.Trends in Chronic Kidney Disease in China[J]. N Engl J Med，2016，375（9）：905-906

[6] 中国医师协会内分泌代谢科医师分会 . 2 型糖尿病合并慢性肾脏病病人口服降糖药治疗中国专家共识（2019 年更新版）[J]. 中华内分泌代谢杂志，2019，35（6）：447-454

[7] Yang Y，Zhang Z，Zhuo L，et al. The Spectrum of Biopsy-Proven Glomerular Disease in China： A Systematic Review[J]. Chin Med J （Engl），2018，131（6）：731-735

[8] KDOQI. KDOQI Clinical Practice Guidelines and Clinical Practice Recommendations for Diabetes and Chronic Kidney Disease[J]. Am J Kidney Dis，2007，49（2Suppl 2）：S12‐154

[9] 李照青，杨兆军，杨文英 . 正常糖耐量与糖尿病前期人群尿微量白蛋白水平及异常微量白蛋白尿患病率比较 [J]. 中华糖尿病杂志，2017，9（8）：489-493

[10] Klimontov V V， Korbut A I. Albuminuric and non-albuminuric patterns of

chronic kidney disease in type 2 diabetes[J]. Diabetes Metab Syndr, 2019, 13 (1): 474-479

[11] Kidney Disease: Improving Global outcomes (KDIGO) CKD Work Group KDIGO 2012 Clinical practice guideline for the evaluation and management of chronic kidney disease[J]. Kidney Int suppl, 2013, 3: 1-150

[12] Mottl AK, Gasim A, Schober FP, et al. Segmental Sclerosis and Extracapillary Hypercellularity Predict Diabetic ESRD[J]. J Am Soc Nephrol, 2018, 29: 694-703

[13] Tervaert T W, Mooyaart A L, Amann K, et al. Pathologic classification of diabetic nephropathy[J]. J Am Soc Nephrol, 2010, 21: 556-563

[14] 曾彩虹. 糖尿病肾病肾活检的临床意义及指征[J]. 肾脏病与透析肾移植杂志, 2011, 20 (4): 346-347

[15] 张培培, 刘志红, 张森, 等. 糖尿病病人经皮肾穿刺活检术的安全性评估及其临床意义[J]. 肾脏病与透析肾移植杂志, 2008, 17 (5): 408-414

[16] 刘刚, 王梅, 刘玉春, 等. 2型糖尿病病人合并非糖尿病性肾损害的临床病理分析[J]. 中华肾脏病杂志, 2001, 7 (4): 226-230

[17] 中华医学会糖尿病学分会微血管并发症学组 (2019). 中国糖尿病肾脏疾病防治临床指南[J]. 中华糖尿病杂志, 11 (1), 15-28

[18] Espinel E, Agraz I, Ibernon M, et al. Renal biopsy in type 2 diabetic patients[J]. J Clin Med, 2015, 4 (5): 998-1009

[19] Beck L H, Bonegio R G, Lambeau G, et al. M-type phospholipase A2 Receptor as target antigen in idiopathic membranous nephropathy[J]. N Engl J Med, 2009, 361 (1): 11-21

[20] Aboyans V, Ricco J B, Bartelink M E L, et al. 2017 ESC Guidelines on the Diagnosis and Treatment of Peripheral Arterial Diseases, in collaboration with the European Society for Vascular Surgery (ESVS) [J]. Eur J Vasc Endovasc Surg, 2018, 55 (3): 305-368

[21] Li P, Chen Y, Liu J, et al. Efficacy and safety of tangshen formula on patients with type 2 diabetic kidney disease: a multicenter double-blinded randomized placebo-controlled trial[J]. PLoS One, 2015, 10 (5): e0126027

[22] 周强，陈昊，邢一川，等．糖尿病肾病病人院内感染的危险因素分析 [J]．浙江医学，2017，39（12）：987−989

[23] 康丽霞，张翠轻，刘连幸，等．糖尿病肾病病人血液透析肺部感染病原菌特点及相关因素分析 [J]．中华医院感染学杂志，2018，28（4）：496−503

[24] 刘朝仁，魏莱，李佳识，等．肺部感染对糖尿病肾病维持性血液透析病人的影响及病原菌分布 [J]．中华医院感染学杂志，2017，27（17）：3901−3904

[25] 南京军区总医院国家肾脏疾病临床医学研究中心．慢性肾脏病病人妊娠管理指南 [J]．中华医学杂志，2017，97（46）：3604−3612

[26] Nespoux J，Vallon V. SGLT2 inhibition and kidney protection[J].Clin Sci（Lond），2018，132（12）：1329‐1339

[27] Barutta F，Bernardi S，Gargiulo G，et al. SGLT2 inhibition to adress the unmet needs in diabetic nephropathy[J]. Diabetes Metab Res Rev，2019，e3171

[28] Perkovic V，Jandine MJ，Neal B，et al. Canagliflozin and renal outcomes in type 2 diabetes and nephropathy[J]. N Engl J Med，2019，13，380（24）：2295−2306

[29] Gambaro G，Kinalska，Oksa A，et al. Oral sulodexide reduces albuminuria in microalbuminuric and macroalbuminuric type 1 and type 2 diabetic patients：the Di.N.A.S. randomized trial[J]. J Am Soc Nephrol，2002，13：1615−1625

[30] Gerstein H C，Colhoun H M，Dagenais G R，et al. Dulaglutide and renal outcomes in type 2 diabetes：an exploratory analysis of the REWIND randomised，placebo−controlled trial[J].Lancet，2019，394（10193）：131−138

[31] 中华医学会糖尿病学分会．中国 2 型糖尿病防治指南（2017 年版）[J]．中华糖尿病杂志，2018，10（1）：4−13

[32] Huanga W J，Liua W J，Xiao Y H，et al. Tripterygium and its extracts for diabetic nephropathy：Efficacy and pharmacological mechanisms[J]. Biomedicine & Pharmacotherapy，2020，121：109599

[33] Ge Y，Xie H，Li S. Treatment of diabetic nephropathy with Tripterygium wilfordii Hook F extract：a prospective，randomized，controlled clinical trial[J].J Transl Med，2013，11：134

[34] 嵇加佳，刘林，楼青青，等 . 2 型糖尿病病人自我管理行为及血糖控制现状的研究 [J]. 中华护理学杂志，2014，49（5）：617-620

[35] Davies M J，D Alessio，D A Fradkin J，et al. Management of Hyperglycemia in Type 2 Diabetes，2018. A Consensus Report by the American Diabetes Association （ADA） and the European Association for the Study of Diabetes （EASD）[J].Diabetes Care，2018，41（12）：2669-2701

[36] Townsend R R，Mahfoud F，Kandzari D E，et al. Catheter-based renal denervation in patients with uncontrolled hypertension in the absence of antihypertensive medications （SPYRAL HTN-OFF MED）：a randomised，sham-controlled，proof-of-concept trial[J]. Lancet，2017，390（10108）：2160-2170

[37] Brenner BM1，Cooper ME，de Zeeuw D，et al. Effects of losartan on renal and cardiovascular outcomes in patients with type 2 diabetes and nephropathy[J].N Engl J Med，2001，345（12）：861-869

[38] 中国医师协会肾脏内科医师分会，中国中西医结合学会肾脏病专业委员会 . 中国肾性高血压管理指南2016(简版)[J]. 中华医学杂志，2017，97（20）：1547-1553

[39] 中国高血压防治指南修订委员会，高血压联盟（中国），中华医学会心血管病杂志，等 . 中国高血压防治指南 2018 年修订版 [J]. 中华心血管病杂志，2019，24（1）：24-56

[40] Wen Y，Yan M，Zhang B，et al. Chinese medicine for diabetic kidney disease in China[J]. Nephrology，2017，22，（Suppl 4）：50-55

附 录：常见食物成分查询表

以下食物营养素含量均按每 100g 可食部计算

类	食物	能量 /cal	蛋白质 /g	磷 /mg	磷/蛋白比值	脂肪 /g	水分 /ml	钾 /mg	钠 /mg	钙 /mg	镁 /mg	铁 /mg	注
谷薯类	淀粉（小麦）	351	0.2	33	165	0.5	13.1	8	3	14	5	0.6	
	马铃薯（土豆）	77	2	40	20	0.2	79.8	342	2.7	8	23	0.8	
	淀粉（马铃薯）	332	0.1	40	400	0.1	17.4	32	5	22	—	1.8	
	米粉	346	0.4	45	112.5	0.8	12.7	19	52.2	11	6	2.4	
	甘薯（白心）	106	1.4	46	32.9	0.2	72.6	174	58.2	24	17	0.8	
	米饭（蒸）（均值）	116	2.6	62	23.8	0.3	70.9	30	2.5	7	15	1.3	
	花卷	214	6.4	72	11.3	1	45.7	83	95	19	12	0.4	
	面条（富强粉，切面）	286	9.3	92	9.9	1.1	29.2	102	1.5	24	29	2	
	面筋（油面筋）	493	26.9	98	3.6	25.1	7.1	45	29.5	29	40	2.5	
	馒头（均值）	223	7	107	15.3	1.1	43.9	138	165.1	38	30	1.8	
	稻米（均值）	347	7.4	110	14.9	0.8	13.3	103	3.8	13	34	2.3	
	糯米（均值）	350	7.3	113	15.5	1	12.6	137	1.5	26	49	1.4	
	小麦面粉（富强粉）	361	12.3	114	9.3	1.5	10.8	128	2.7	27	32	0.7	
	玉米（鲜）	112	4	117	29.3	1.2	71.3	238	1.1	—	32	1.1	
	玉米糁（黄）	297	7.4	143	19.3	1.2	12.5	177	1.7	49	151	0.2	
	挂面（标准粉）	348	10.1	153	15.1	0.7	12.4	157	150	14	51	3.5	
	小米（黄）	355	8.9	158	17.8	3	9.7	335	0.6	8	50	1.6	
	玉米面（白）	353	8	187	23.4	4.5	13.4	276	0.5	12	111	1.3	
	小麦粉（标准粉）	349	11.2	188	16.8	1.5	12.7	190	3.1	31	50	3.5	
	薏米（薏仁米）	361	12.8	217	17	3.3	11.2	238	3.6	42	88	3.6	
	小米	361	9	229	25.4	3.1	11.6	284	4.3	41	107	5.1	
	荞麦面	329	11.3	243	21.5	2.8	14.2	304	0.9	71	151	7	
	莜麦面	380	13.7	259	18.9	8.6	8.8	255	1.8	40	62	3.8	
	荞麦	337	9.3	297	31.9	2.3	13	401	4.7	47	258	6.2	
	南瓜粉	343	7.1	307	43.2	2.1	6.2	411	83.6	171	18	27.8	
	高粱米	360	10.4	329	31.6	3.1	10.3	281	6.3	22	129	6.3	
	黑米	341	9.4	356	37.9	2.5	14.3	256	7.1	12	147	1.6	
	青稞	342	8.1	405	50	1.5	12.4	644	77	113	65	40.7	

(续表)

类	食物	能量/cal	蛋白质/g	磷/mg	磷/蛋白比值	脂肪/g	水分/ml	钾/mg	钠/mg	钙/mg	镁/mg	铁/mg	注
蔬菜类	木耳(水发,黑木耳)	27	1.5	12	8	0.2	91.8	52	8.5	34	57	5.5	
	冬瓜	12	0.4	12	30	0.2	96.6	78	1.8	19	8	0.2	
	方瓜	14*	0.8	13	16.3	tr	95.8	4	4.4	40	9	0.2	
	葫芦	16	0.7	15	21.4	0.1	95.3	87	0.6	16	7	0.4	
	胡萝卜(黄)	46	1.4	16	11.4	0.2	87.4	193	25.1	32	7	0.5	
	佛手瓜	19	1.2	18	15	0.1	94.3	76	1	17	10	0.1	
	荷兰豆	30	2.5	19	7.6	0.3	91.9	116	8.8	51	16	0.9	
	柿子椒	25	1	20	20	0.2	93	142	3.3	14	12	0.8	
	结球甘蓝(紫)	19	1.2	22	18.3	0.2	91.8	177	27	65	12	0.4	
	茄子(均值)	23	1.1	23	20.9	0.2	93.4	142	5.4	24	13	0.5	
	西红柿(番茄)	20	0.9	23	25.6	0.2	94.4	163	5	10	9	0.4	
	黄瓜	16	0.8	24	30	0.2	95.8	102	4.9	24	15	0.5	
	萝卜(心里美)	23	0.8	24	30	0.2	93.5	116	85.4	68	34	0.5	
	南瓜(倭瓜)	23	0.7	24	34.3	0.1	93.5	145	0.8	16	8	0.4	
	青蒜	34	2.4	25	10.4	0.3	90.4	168	9.3	24	17	0.8	
	甘蓝(卷心菜)	24	1.5	26	17.3	0.2	93.2	124	27.2	49	12	0.6	
	白萝卜	23	0.9	26	28.9	0.1	93.4	173	61.8	36	16	0.5	
	生菜(叶用莴苣)	15	1.3	27	20.8	0.3	95.8	170	32.8	34	18	0.9	
	丝瓜	21	1	29	12	0.2	94.3	115	2.6	14	11	0.4	
	海带(浸)	16	1.1	29	26.4	0.1	94.1	222	107.6	241	61	3.3	
	大白菜(均值)	18	1.5	31	20.7	0.1	94.6	—	57.5	50	11	0.7	
	盖菜	9	1.5	33	20	—	94.8	150	73.5	76	28	0.5	
	山药	57	1.9	34	17.9	0.2	84.8	213	18.6	16	20	0.3	
	苦瓜(凉瓜)	22	1	35	35	0.1	93.4	256	2.5	14	18	0.7	
	茼蒿	24	1.9	36	18.9	0.3	93	220	161.3	73	20	2.5	
	小白菜	17	1.5	36	24	0.3	94.5	178	73.5	90	18	1.9	
	茭白	26	1.2	36	30	0.2	92.2	209	5.8	4	8	0.4	
	韭菜	29	2.4	38	3.1	0.4	91.8	247	8.1	42	25	1.6	
	空心菜	23	2.2	38	17.3	0.3	92.9	243	94.3	99	29	2.3	
	大葱	33	1.7	38	22.4	0.3	91	144	4.8	29	19	0.7	
	芹菜(茎)	22	1.2	38	30	0.2	93.1	206	159	80	18	1.2	
	酸白菜(酸菜)	15	1.1	38	34.5	0.2	95.2	104	43.1	48	21	1.6	
	油菜	25	1.8	39	21.7	0.5	92.9	210	55.8	108	22	1.2	
	葱头(洋葱)	40	1.1	39	35.5	0.2	89.2	147	4.4	24	15	0.6	
	芦笋	22	1.4	42	30	0.1	93	213	3.1	10	10	1.4	

类	食物	能量/cal	蛋白质/g	磷/mg	磷/蛋白比值	脂肪/g	水分/ml	钾/mg	钠/mg	钙/mg	镁/mg	铁/mg	注
蔬菜类	蒜苗	40	2.1	44	21	0.4	88.9	226	5.1	29	18	1.4	
	荸荠（马蹄）	61	1.2	44	36.7	0.2	83.6	306	15.7	4	12	0.6	
	菠菜	28	2.6	47	18.1	0.3	91.2	311	85.2	66	58	2.9	
	菜花（花椰菜）	26	2.1	47	22.4	0.2	92.4	200	31.6	23	18	1.1	
	韭黄（韭芽）	24	2.3	48	20.9	0.2	93.2	192	6.9	25	12	1.7	
	莴笋	15	1	48	48	0.1	95.5	212	36.5	23	19	0.9	
	芥菜（甘蓝菜）	22	2.8	50	17.9	0.4	93.2	104	50.5	128	18	2	
	四季豆（菜豆）	31	2	51	25.5	0.4	91.3	123	8.6	42	27	1.5	
	香菇	26	2.2	53	24.1	0.3	91.7	20	1.4	2	11	0.3	
	豆角	34	2.5	55	22	0.2	90	207	3.4	29	35	1.5	
	芋头（芋艿）	81	2.2	55	25	0.2	78.6	378	33.1	36	23	1	
	藕（莲藕）	73	1.9	58	30.5	0.2	80.5	243	44.2	39	19	1.4	
	百合	166	3.2	61	19.1	0.1	56.7	510	6.7	11	43	1	
	苋菜（紫）	35	2.8	63	22.5	0.4	88.8	340	42.3	178	38	2.9	
	豌豆苗	38	4	67	16.8	0.8	89.6	222	18.5	40	21	4.2	
	西兰花（绿菜花）	36	4.1	72	17.6	0.6	90.3	17	18.8	67	17	1	
	黄豆芽	47	4.5	74	16.4	1.6	88.8	160	7.2	21	21	0.9	
	荠菜（蓟菜）	31	2.9	81	27.9	0.4	90.6	280	31.6	294	37	5.4	
	平菇（鲜）	24	1.9	86	45.3	0.3	92.5	258	3.8	5	14	1	
水果类	蘑菇（鲜蘑）	24	2.7	94	34.8	0.1	92.4	312	8.3	6	11	1.2	
	金针菇	32	2.4	97	40.4	0.2	90.2	195	4.3	—	17	1.4	
	大蒜（蒜头）	128	4.5	117	26	0.2	66.6	302	19.6	39	21	1.2	
	紫菜（干）	250	26.7	350	13.1	1.1	12.7	1796	710.5	264	105	54.9	
	银耳（干）	261	10	369	36.9	1.4	14.6	1588	82.1	36	54	4.1	
	茶树菇（干）	279	23.1	908	39.3	2.6	12.2	2165	6	4	124	9.3	
	口蘑（白蘑）	277	38.7	1655	42.8	3.3	9.2	3106	5.2	169	167	19.4	
	人参果	87	0.6	7	11.7	0.7	77.1	100	7.1	13	11	0.2	
	杨梅	30	0.8	8	10.0	0.2	92	149	0.7	14	10	1	
	枇杷	41	0.8	8	10.0	0.2	89.3	122	4	17	10	1.1	
	山竹	69	0.4	9	22.5	0.2	81.2	48	3.8	11	19	0.3	
	李子	38	0.7	11	15.7	0.2	90	144	3.8	8	10	0.6	
	芒果	35	0.6	11	18.3	0.2	90.6	138	2.8	tr	14	0.2	
	木瓜	29	0.4	12	30.0	0.1	92.2	18	28	17	9	0.2	
	苹果（均值）	54	0.2	12	60.0	0.2	85.9	119	1.6	4	4	0.6	
	西瓜	34*	0.5	13	26.0	tr	91.2	79	4.2	10	11	0.7	
	葡萄（均值）	44	0.5	13	26.0	0.2	88.7	104	1.3	5	8	0.4	

(续表)

类	食物	能量 /cal	蛋白质 /g	磷 /mg	磷/蛋白比值	脂肪 /g	水分 /ml	钾 /mg	钠 /mg	钙 /mg	镁 /mg	铁 /mg	注
水果类	梨（均值）	50	0.4	14	35.0	0.2	85.8	92	2.1	9	8	0.5	
	杏	38	0.9	15	16.7	0.1	89.4	226	2.3	14	11	0.6	
	甜瓜（香瓜）	27	0.4	17	42.5	0.1	92.9	139	8.8	14	11	0.7	
	杨桃	31	0.6	18	30.0	0.2	91.4	128	1.4	4	10	0.4	
	哈密瓜	34	0.5	19	38.0	0.1	91	190	26.7	4	19	...	
	金橘	58	1	20	20	0.2	84.7	144	3	56	20	1	
	桃（均值）	51	0.9	20	22.2	0.1	86.4	166	5.7	6	7	0.8	
	蛇果	55	0.1	21	210.0	0.2	84.4	14	3.1	5	6	0.1	
	橙	48	0.8	22	27.5	0.2	87.4	159	1.2	20	14	0.4	
	枣（鲜）	125	1.1	23	20.9	0.3	67.4	375	1.2	22	25	1.2	
	柚	42	0.8	24	30.0	0.2	89	119	3	4	4	0.3	
肉蛋奶类	豆腐脑（老豆腐）	15	1.9	5.0	2.6	0.8	96.7	107	2.8	18	28	0.9	
	豆浆	16	1.8	30.0	16.7	0.7	96.4	48	3	10	9	0.5	
	豆腐（内酯）	50	5.0	57.0	11.4	1.9	89.2	95	6.4	17	24	0.8	
	豆腐（南）	57	6.2	90.0	14.5	2.5	87.9	154	3.1	116	36	1.5	
	豆腐（北）	99	12.2	158	13.0	4.8	80	106	7.3	138	63	2.5	
	毛豆（青豆）	131	13.1	188	14.4	5	69.6	478	3.9	135	70	3.5	
	豆腐干（香干）	152	15.8	219	13.9	7.8	69.2	99	234.1	299	88	5.7	
	豆腐丝	203	21.5	220	10.2	10.5	58.4	74	20.6	204	127	9.1	
	油豆腐	245	17	238	14.0	17.6	58.8	158	32.5	147	72	5.2	
	豌豆	334	20.3	259	12.8	1.1	10.4	823	9.7	97	118	4.9	
	赤小豆（红小豆）	324	20.2	305	15.1	0.6	12.6	860	2.2	74	138	7.4	
	绿豆	329	21.6	337	15.6	0.8	12.3	787	3.2	81	125	6.5	
	蚕豆	338	21.6	418	19.4	1	13.2	1117	86	31	57	8.2	
	黄豆（大豆）	390	35	465	13.3	16	10.2	1503	2.2	191	199	8.2	
	黑豆（黑大豆）	401	36	500	13.9	15.9	9.9	1377	3	224	243	7	
	鸡蛋白	60	11.6	18	1.6	0.1	84.4	132	79.4	9	15	1.6	
	海参	78	16.5	28	1.7	0.2	77.1	43	502.9	285	149	13.2	
	猪蹄	260	22.6	33	1.5	18.8	58.2	54	101	33	5	1.1	
	猪大肠	196	6.9	56	8.1	18.7	73.6	44	116.3	10	8	1	
	鱿鱼（水浸）	75	17	60	3.5	0.8	81.4	16	134.7	43	61	0.5	
	牛乳（均值）	54	3	73	24.3	3.2	89.8	109	37.2	104	11	0.3	
	鸡爪	254	23.9	76	3.2	16.4	56.4	108	169	36	7	1.4	
	酸奶（均值）	72	2.5	85	34.0	2.7	84.7	150	39.8	118	12	0.4	
	火腿	330	16	90	5.6	27.4	47.9	220	1087	3	20	2.2	
	鸭（均值）	240	15.5	122	7.9	19.7	63.9	191	69	6	14	2.2	
	猪大排	264	18.3	125	6.8	20.4	58.8	274	44.5	8	17	0.8	

类	食物	能量/cal	蛋白质/g	磷/mg	磷／蛋白比值	脂肪/g	水分/ml	钾/mg	钠/mg	钙/mg	镁/mg	铁/mg	注
肉蛋奶类	蛤蜊（均值）	62	10.1	128	12.7	1.1	84.1	140	425.7	133	78	10.9	
	鲅鱼	121	21.2	130	6.1	3.1	72.5	370	74.2	35	50	0.8	
	鸡蛋（均值）	144	13.3	130	9.8	8.8	74.1	154	131.5	56	10	2	
	鹅	251	17.9	144	8.0	19.9	61.4	232	58.8	4	18	3.8	
	羊肉（肥瘦）（均值）	203	19	146	7.7	14.1	65.7	232	80.6	6	20	2.3	
	鸡（均值）	167	19.3	156	8.1	9.4	69	251	63.3	9	19	1.4	
	鸡翅	194	17.4	161	9.3	11.8	65.4	205	50.8	8	17	1.3	
	罗非鱼	98	18.4	161	8.8	1.5	76	289	19.8	12	36	0.9	
	猪肉（肥瘦）（均值）	395	13.2	162	12.3	37	46.8	204	59.4	6	16	1.6	
	猪舌（猪口条）	233	15.7	163	10.4	18.1	63.7	216	79.4	13	14	2.8	
	兔肉	102	19.7	165	8.4	2.2	76.2	284	45.1	12	15	2	
	鲜贝	77	15.7	166	10.6	0.5	80.3	226	120	28	31	0.7	
	牛肉（肥瘦）（均值）	125	19.9	168	8.4	4.2	72.8	216	84.2	23	20	3.3	
	鸡腿	181	16	172	10.8	13	70.2	242	64.4	6	34	1.5	
	烤鸭	436	16.6	175	10.5	38.4	38.2	247	83	35	13	2.4	
	驴肉（瘦）	116	21.5	178	8.3	3.2	73.8	325	46.9	2	7	4.3	
	蟹（河蟹）	103	17.5	182	10.4	2.6	75.8	181	193.5	126	23	2.9	
	牛肉干	342	41.8	183	4 4	5.1	14.6	112	1529	34	31	10	
	河虾	87	16.4	186	11.3	2.4	78.1	329	133.8	325	60	4	
	猪肉（瘦）	143	20.3	189	9.3	6.2	71	305	57.5	6	25	3	
	鲢鱼（白鲢）	104	17.8	190	10.7	3.6	77.4	277	57.5	53	23	1.4	
	带鱼	127	17.7	191	10.8	4.9	73.3	280	150.1	28	43	1.2	
	鲫鱼	108	17.1	193	11.3	2.7	75.4	290	41.2	79	41	1.3	
	海虾	79	16.8	196	11.7	0.6	79.3	228	302.2	146	46	3	
	草鱼	113	16.6	203	12.2	5.2	77.3	312	46	38	31	0.8	
	鲤鱼	109	17.6	204	11.6	4.1	76.7	334	53.7	50	33	1	
	黄鳝（鳝鱼）	89	18	206	11.4	1.4	78	263	70.2	42	18	2.5	
	鸡胸脯肉	133	19.4	214	11	5	72	338	34.4	3	28	0.6	
	叉烧肉	279	23.8	218	9.2	16.9	49.2	430	818.8	8	28	2.6	
	鸭蛋	180	12.6	226	17.9	13	70.3	135	106	62	13	2.9	
	对虾	93	18.6	228	12.3	0.8	76.5	215	165.2	62	43	1.5	
	鳕鱼	88	20.4	232	11.4	0.5	77.4	321	130.3	42	84	0.5	
	鸡蛋黄	328	15.2	240	15.8	28.2	51.5	95	54.9	112	41	6.5	
	鲈鱼	105	18.6	242	13	3.4	76.5	205	144.1	138	37	2	
	腊肉（生）	498	11.8	249	21.1	48.8	31.1	416	763.9	22	35	7.5	
	奶酪（干酪）	328	25.7	326	12.7	23.5	43.5	75	584.6	799	57	2.4	
	淡菜（干）	355	47.8	454	9.5	9.3	15.6	264	779	157	169	12.5	

（续表）

类	食物	能量/cal	蛋白质/g	磷/mg	磷/蛋白比值	脂肪/g	水分/ml	钾/mg	钠/mg	钙/mg	镁/mg	铁/mg	注
肉蛋奶类	干贝	264	55.6	504	9.1	2.4	27.4	969	306.4	77	106	5.6	
	虾米（海米）	198	43.7	666	15.2	2.6	37.4	550	4892	555	236	11	
	橄榄油	899*	tr	tr		99.9	tr	—	tr	tr	tr	0.4	
	色拉油	898*	…	1	1	99.8	0.2	3	5.1	18	1	1.7	
	花生油	899*	…	15	15	99.9	0.1	1	3.5	12	2	2.9	
坚果油脂类	白果（干）	355	13.2	23	1.7	1.3	9.9	17	17.5	54	…	0.2	
	栗子（熟）	214	4.8	91	19	1.5	46.6	—	—	15	—	1.7	
	杏仁（炒）	618	25.7	202	7.9	51	2.1	—	—	141	—	3.9	
	山核桃（熟）	612	7.9	222	28.1	50.8	2.2	241	430.3	133	5	5.4	
	松子（炒）	644	14.1	227	16.1	58.5	3.6	612	3	161	186	5.2	
	花生仁（生）	574	24.8	324	13.1	44.3	6.9	587	3.6	39	178	2.1	
	花生（炒）	601	21.7	326	15	48	4.1	563	34.8	47	171	1.5	
	腰果	559	17.3	395	22.8	36.7	2.4	503	251.3	26	153	4.8	
	榛子（炒）	611	30.5	423	13.9	50.3	2.3	686	153	815	502	5.1	
	开心果（熟）	614	20.6	468	22.7	53	0.8	735	756.4	108	118	4.4	
	芝麻（黑）	559	19.1	516	27	46.1	5.7	358	8.3	780	290	22.7	
	葵花籽（炒）	625	22.6	564	25	52.8	2	491	1322	72	267	6.1	
	西瓜子（炒）	582	32.7	765	23.4	44.8	4.3	612	187.7	28	448	8.2	
加工食品及饮料类	凉粉	38	0.2	1	5	0.3	90.5	5	2.8	9	3	1.3	
	蜂蜜	321	0.4	3	8	1.9	22	28	0.3	4	2	1	
	葡萄酒（均值）	72	0.1	3	30		33	1.6	21	5	0.6		
	藕粉	373*	0.2	9	45	…	6.4	35	10.8	8	2	17.9	
	杏仁椰汁饮料	39	0.6	10	17	0.1	90.2	—	—	3	1	0.1	
	啤酒（均值）	32	0.4	12.0	30.0		47	11.4	13	6	0.4		
	橙汁饮料	46	0.5	13	26	0	88.2	150	3	11	11	0.1	
	可口可乐	43	0.1	13	130	0	89.1	1	4	3	1	0	
	粉丝	338	0.8	16	20	0.2	15	18	9.3	31	11	6.4	
	八宝粥	81	1.5	18	12	4.4	84.5	184	13.9	2	6	1.4	
	粉条	339	0.5	23	46	0.1	14.3	18	9.6	35	11	5.2	
	酿皮	107	4.4	25	5.7	0.3	72.4	138	514.8	4	3	2.7	
	千岛沙拉酱	475	2.3	29	12.6	43.4	32.5	127	638.6	13	8	0.5	
	生抽	20	4.8	59	12.3	0.1	81.2	342	6385	16	29	2.7	
	黑芝麻汤圆	311	4.4	71	16.1	13.8	37.2	102	23.2	69	19	1.6	
	甜面酱	139	5.5	76	13.8	0.6	53.9	189	2097	29	26	3.6	
	饼干（均值）	435	9	88	9.8	12.7	5.7	85	204.1	73	50	1.9	
	马铃薯片（油炸）	615	4	88	22	48.4	4.1	620	60.9	11	34	1.2	
	花生酱	600	6.9	90	13	53	0.5	99	2340	67	21	7.2	
	鸡肉汉堡	292	7.9	92	11.6	16.3	43.3	102	489.7	22	14	0.7	

类	食物	能量 /cal	蛋白质 /g	磷 /mg	磷/蛋白比值	脂肪 /g	水分 /ml	钾 /mg	钠 /mg	钙 /mg	镁 /mg	铁 /mg	注
加工食品及饮料类	热狗（原味）	250	10.6	99	9.3	14.8	54	146	684	24	13	2.4	
	面包（均值）	313	8.3	107	12.9	5.1	27.4	88	230.4	49	31	2	
	巧克力	589	4.3	114	26.5	40.1	1	254	111.8	111	56	1.7	
	番茄酱	85	4.9	117	23.9	0.2	75.8	989	37.1	28	37	1.1	
	绿豆糕	351	12.8	121	9.5	1	11.5	416	11.6	24	87	7.3	
	陈醋	114	9.8	124	12.7	0.3	66	715	836	125	132	13.9	
	蛋糕（均值）	348	8.6	130	15.1	5.1	18.6	77	67.8	39	24	2.5	
	腐乳（红）	153	12	171	14.3	8.1	61.2	81	3091	87	78	11.5	
	老抽	129	7.9	175	22.2	0.3	51.5	454	6910	27	44	6.1	
	火腿肠	212	14	187	13.4	10.4	57.4	217	771.2	9	22	4.5	
	绿茶	328	34.2	191	5.6	2.3	7.5	1661	28.2	325	196	14.4	
	三明治（夹鸡蛋、干酪）	234	10.7	207	19.3	13.3	56.3	129	551	154	—	2	
	燕麦片	377	15	291	19.4	6.7	9.2	214	3.7	186	177	7	
	咖啡粉	218	12.2	303	24.8	0.5	3.1	3535	37	141	327	4.4	
	花茶	316	27.1	338	12.5	1.2	7.4	1643	8	454	192	17.8	
	红茶	324	26.7	390	14.6	1.1	7.3	1934	13.6	378	183	28.1	
	咖喱粉	415	13	400	30.8	12.2	5.7	1700	40	540	220	28.5	
	芝麻酱	630	19.2	626	32.6	52.7	0.3	342	38.5	1170	238	50.3	

注：每类食物按磷含量由低到高排序

磷含量 25 百分位值以下的标示为 ▨▨▨ 区域，磷含量 25 ～ 75 百分位值之间的标示为 ▨▨▨ 区域，75 百分位值的以上的标示为 ▨▨▨ 区域

—和空白：未检测；... 和 tr：未检出；＊表示估算值。本数据来源于《中国食物成分表》